航空衛生
保健與急救

（含大陸航空醫療相關法規）

姚紅光、李程 編

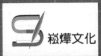

崧燁文化

目　錄

前言

　　航空衛生保健與急救是職業醫學的一個分支，它是為了使人適應空中不良環境的需要而發展起來的。本書分上下兩篇，上篇是航空衛生與保健，下篇是航空急救。本書的編寫目的在於學習航空醫學原理的同時掌握航空急救的方法，對空勤人員、與航空有關的醫生及相關空服人員具有一定的價值。

　　上篇是為了幫助空勤人員，特別是飛行人員，維護自身健康編寫的，介紹了常見的航空性疾病、影響航空飛行的心理疾病、飛行人員的營養要求、飛行員應預防的常見疾病和中國航空衛生法規。飛行員需要瞭解自己的身體在什麼情況下適合飛行，在什麼情況下不適合飛行，否則會對身體健康造成損害，甚至會對飛行安全構成嚴重的威脅。

　　下篇是為了幫助空勤人員，特別是空服人員，對病危乘客進行緊急救助編寫的，介紹了對旅客突發疾病的救助方法、客艙現場急救的方法以及空中意外的應急、求生措施，這些對於保證飛行人員及全體旅客的生命安全是極其重要的，對於避免飛機因機上乘客的病情返航或迫降而給航空公司帶來巨大經濟損失，同樣具有重要的意義。

　　本書由姚紅光、李程編著，在編寫過程中得到了上海工程技術大學航空運輸學院領導的支持和關心，在此表示衷心的感謝。

　　由於編者水平有限，書中若有不足之處，請廣大讀者批評指正！

編者

航空衛生保健篇

本篇導言

一、航空醫學的發展

航空醫學是研究人在大氣層飛行時，外界環境因素（低壓、缺氧、宇宙輻射等）及飛行因素（超重、失重等）對人體生理功能的影響，及其防護措施的醫學學科。

在18世紀至19世紀的一百多年的時間裡，各國科學家進行了大量的氣球載人、載動物的升空試驗。當時人們沒有認識高空環境會對人體帶來危害，沒有採取相應的保護措施，以致在升空中發生了人的凍傷、耳痛、意識喪失甚至死亡的嚴重事故。此後人們便重視和開展高空環境的研究，逐漸認識到低壓、缺氧、低溫對人體的危害，這是航空醫學的萌芽時期。

飛機的製造和飛行是19世紀末20世紀初實現的。當時飛機的性能較低，航行高度僅2,000公尺，飛行速度也不到每小時500公里。即使這樣也還發生了暈機、著陸事故、飛機碰撞等亟待解決的問題。

二次世界大戰期間，特別是噴氣飛機出現後，飛機的性能提高，航行高度增加，速度增快，續航時間延長，出現了由超重、低壓、缺氧、低溫等引起的醫學問題，這迫使各國投入了大量人力物力用於開展航空醫學研究，如高空減壓病、高空缺氧症、航空加速度、航空救生、飛行疲勞以及飛行人員心理學選拔等問題進行了系統的研究。航空醫學作為一門科學開始從理論到實踐都逐步趨於成熟。

二次世界大戰後，隨著噴氣式飛機性能的不斷提高和巨型客機的出現，航空醫

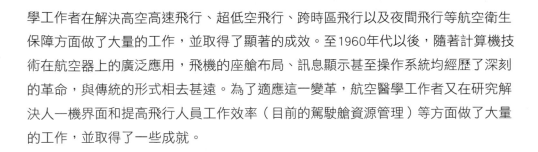

學工作者在解決高空高速飛行、超低空飛行、跨時區飛行以及夜間飛行等航空衛生保障方面做了大量的工作，並取得了顯著的成效。至1960年代以後，隨著計算機技術在航空器上的廣泛應用，飛機的座艙布局、訊息顯示甚至操作系統均經歷了深刻的革命，與傳統的形式相去甚遠。為了適應這一變革，航空醫學工作者又在研究解決人一機界面和提高飛行人員工作效率（目前的駕駛艙資源管理）等方面做了大量的工作，並取得了一些成就。

二、航空旅行的醫學問題

乘飛機旅行可能帶來潛在的醫學問題或使某些疾病惡化，然而，很少有因此而禁止飛行。可能需要禁止飛行的疾病包括：氣胸、結核病引起的肺部損害、傳染其他乘客的疾病和空氣少量的膨脹都能引起組織損傷的情況。

航空醫學的問題涉及飛行中氣壓變化、氧氣量減少、亂流、體內生理時鐘破壞（飛行時差），以及心理或生理緊張等。

1.氣壓變化

現代噴氣式飛機艙內壓力保持在較低的水平，與相當於艙外約1,500～2,500公尺的大氣壓相平衡。在這種水平，體內某些腔隙中，如肺、內耳、鼻竇和腸道聚積的空氣大約要膨脹25%。空氣膨脹有時會加重某些病情，如肺氣腫、耳咽管阻塞、慢性鼻竇炎。當飛機因意外，機艙壓力降低或是機艙無加壓條件（如某些小型飛機）時，這類問題特別嚴重。

飛機飛行時，耳朵對壓力變化一般都有感覺。這是由於內耳與外耳間的壓力差增加，引起鼓膜膨出。最後，讓空氣透過耳咽管進出中耳，使壓力得以平衡。感冒或過敏性疾病產生分泌物和黏膜腫脹阻塞耳咽管，空氣逐漸積聚在中耳內產生壓力和疼痛（航空性中耳炎），但很少發生耳膜破裂。與此相似，空氣聚集在鼻竇內，引起面部疼痛（航空性鼻竇炎）。

飛機起飛或下降時，不斷地做吞嚥動作或打呵欠，可以防止或減輕這些症狀。

兒童特別容易患航空性中耳炎，在飛機起飛或下降時為鼓勵吞嚥動作，可給他們嚼口香糖、吮硬糖或喝飲料；給嬰兒餵奶或吸奶嘴。

2.氧壓降低

機艙內相對較低的壓力也導致氧壓降低，引起各種問題。氧水平較低對嚴重肺部疾患，如肺氣腫、囊性纖維變性、心臟衰竭、嚴重貧血、嚴重心絞痛、鐮狀細胞疾病或某些先天性心臟疾病，影響很大。如能給這些病人輸氧，可以安全飛行。在心肌梗塞後10天至14天，通常就能航空旅行。飛行途中，有呼吸疾患的人不應吸菸或喝酒，因為吸菸、喝酒能加重缺氧。一般來説，能步行30公尺或能走上飛機舷梯的人，能耐受普通機艙飛行，不用吸氧。

3.亂流

亂流可能引起航空病或外傷。有患航空病傾向的人服用一片暈海寧或用東莨菪藥膏貼敷皮膚可能有效。但這些藥物也可能引起一些不良反應，特別是對老年人。藥膏較少引起不良反應。為了防止外傷，乘客在座位上應繫上安全帶。

4.飛行時差

跨越幾個時區的高速飛行會引起很多生理和心理紊亂，稱為飛行時差（生理時鐘節律失調）。在起程前逐漸改變進餐和睡覺的規律可以減輕生理節律失調。服藥時間也需要調整；例如兩次服藥間隔的時間應按實際過去的時間計算，如每8小時，而不是按當地時間計算。用長效胰島素的糖尿病患者應調整胰島素使用的規律，直到患者能適應新時區的食物和活動變化，在幾天內按時區的改變逐步建立起新的規律。在動身前，患者應與醫生一起制定服藥與飲食的計劃表並帶上血糖水平測量儀。

5.心理緊張

懼怕飛行和幽閉恐怖的人飛行時可能引起憂慮。催眠術和行為改變心理療法對

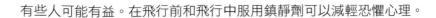

有些人可能有益。在飛行前和飛行中服用鎮靜劑可以減輕恐懼心理。

某些精神病人的異常行為在飛行中可能加重。因此，對有暴力或不可預見行為傾向的精神病人必須有護理人員陪伴，而且在飛行前要給他們服用鎮靜藥。

6.其他預防措施

心律調節器和金屬人造假肢、牙托或骨髓針都可能觸發機場安全檢查的金屬探測器；但新式的心律調節器可以不受這種探測器的干擾。為了避免安檢時的誤會，有這類裝置的人，應攜帶醫生說明情況的證明文件。

長時間保持坐姿的人，形成下肢血栓的危險增加。孕婦和血液循環不良的人尤其危險。每隔1～2小時在機艙內走動一會或坐著做一些收縮、放鬆腿部肌肉的活動，有助於保持血流通暢。

由於機艙裡濕度低（約為5%），可引起脫水，應多喝水，避免飲酒，因為飲酒使脫水更嚴重。戴隱形眼鏡的人應經常用人工淚液潤濕鏡片，減少空氣乾燥的影響。

特殊飲食，包括低鹽、低脂和糖尿病人的飲食，需要事先要求航空公司準備。

旅行者應把必備藥品放在隨身攜帶的手提袋內，而不要放在託運行李中，以便在行李遺失、被盜或誤點時，也能正常治療。藥物應放在原有的包裝中。如果旅行時必須攜帶麻醉藥品、大量的某一種藥品或針筒時，應有醫生證明，以免被安檢或海關人員扣押。旅行者最好攜帶自己的病歷摘要，包括心電圖結果，以備發病時使用。可能有潛在意識喪失的人，如癲癇病人，應戴有醫務標識身份證明的手鐲或項圈。

正常妊娠在8個月內，都可以乘飛機旅行。高危險妊娠孕婦，應與她們的醫生討論旅行計劃，經同意後方能旅行。妊娠9個月時航空旅行需要在出發前72小時內經醫生證明才能登機，並要註明預產期。安全帶應繫在股部，不要橫跨腹部，以免

損傷子宮。

出生7天以內的嬰兒不准乘飛機。患先天性心臟病或肺部疾病、貧血病等慢性疾病的兒童乘飛機時，注意事項與成人相同。空中旅行沒有年齡的上限。

航空公司為適應身心障礙者需要，提供很多服務。在營運航班上，可提供輪椅、擔架和急救服務。如有經訓練的醫護人員陪同，有的還可以接納需要攜帶特殊醫療設備，如靜脈輸液、機械式呼吸器等的患者，但至少應在飛行前72小時商定。

三、航空醫學的重要作用

航空醫學對飛行人員健康的維護以及對航空活動的重要性不言而喻。對於一個未來的飛行員必須瞭解自己的身體在什麼情況下適合飛行，在什麼情況下又不適合飛行，否則將會對你的身體健康造成損害，甚至將會對飛行安全構成嚴重的威脅；即使你的身體健康狀況無可挑剔，你仍然應該瞭解人體的功能在飛行環境中的侷限性，同時還必須遵守那些用鮮血寫成的與飛行活動有關的醫學法規或條例。對於一個未來的空服員，瞭解人的身體在什麼情況下適合飛行，在什麼情況下不適合飛行，對於保障自己和乘客的身體健康不受飛行環境中有害因素的損害具有重要的意義。另外，空服員的一項重要職責就是當機上乘客需要緊急醫療服務時充當第一救護人，所以掌握一些基本的空中救護常識，對於挽救病危旅客的生命具有重要的意義，對於避免飛機因機上乘客的病情返航或迫降而給航空公司帶來巨大經濟損失，同樣具有重要的意義。

第一章 航空生理基礎知識

導讀

本章首先介紹與航空飛行關係緊密的大氣環境的基本情況，瞭解與飛行相關的各大氣圈層的主要特點，掌握大氣成分及壓力分布等基本知識；然後從六個主要方面介紹了航空飛行對人體的影響。透過本章的學習，初步瞭解航空飛行對人體的影

響，為後面內容的學習奠定基礎。

學習目標

透過本章的學習，應瞭解和掌握以下主要內容：

知識目標

1.大氣圈層結構：瞭解並掌握大氣層的主要結構，掌握各大氣圈層的主要特點，瞭解各主要圈層對航空飛行的影響。

2.大氣的成分及壓力分布：瞭解大氣的主要成分，掌握大氣的壓力分布情況及對航空飛行的影響。

3.航空飛行對人體的影響：掌握在航空飛行中高空缺氧、高空低氣壓、低氣溫、加速度、噪音、震動和高速對人體產生的影響。

技能目標

初步瞭解避免航空飛行對人體產生的不利影響的方法。

第一節 大氣環境

一、大氣層的結構

大氣層是指包圍在地球表面並隨地球旋轉的空氣層。它不僅是維持生物生命所必需的，而且參與地球表面的各種活動，如水循環、化學和物理風化、陸地上和海洋中的光合作用等，各種波動、流動和海洋化學也都與大氣活動有關。

地表大氣平均壓力為1 個標準大氣壓，相當於每平方公分地球表面包圍1,034克空氣。地球總表面積為510,100,934平方公里，所以大氣總質量約5.2×10^{15}噸，相當於地球質量的6～10倍。大氣隨高度的增加而逐漸稀薄，50%的質量集中在30公

里以下的範圍內。高度100公里以上，空氣的質量僅是整個大氣圈質量的百萬分之一。

　　大氣層的底界為地球表面或海平面，頂界的高度大約為5,000　公里。按氣溫垂直分布對大氣分層（熱分層），可以分為以下幾層：對流層、平流層、中間層、暖層、散逸層。根據大氣層粒子的密集程度，可將其分為內圈大氣和外圈大氣。內圈大氣是指由地球表面到700公里高度的空間範圍，主要由對流層、平流層和電離層三層組成；外圈大氣是指從地球表面700公里高度到5,000公里高度的空間範圍，又叫散逸層，是由地球空間向宇宙空間過渡的大氣圈，如下頁圖所示。飛行活動的高度範圍主要在對流層和平流層中進行，其中各種與地球表面不同的因素，如缺氧、空氣壓力降低、溫度降低和輻射等，對人體健康都會產生不良的影響。

　　（一）對流層

　　對流層是大氣的最底層，其厚度隨緯度和季節而變化。在赤道附近為16～18公里；在中緯度地區為10～12公里，兩極附近為8～9公里。夏季較厚，冬季較薄。

　　對流層中，氣溫隨高度升高而降低，平均每上升　100　公尺，氣溫約降低0.65℃。由於受地表影響較大，氣象要素（氣溫、濕度等）的水平分布不均勻。空氣有規則的垂直運動和無規則的亂流混合都相當強烈。上下層水汽、塵埃、熱量發生交換混合。由於90%以上的水汽集中在對流層中，所以雲、霧、雨、雪等眾多天氣現象都發生在對流層。

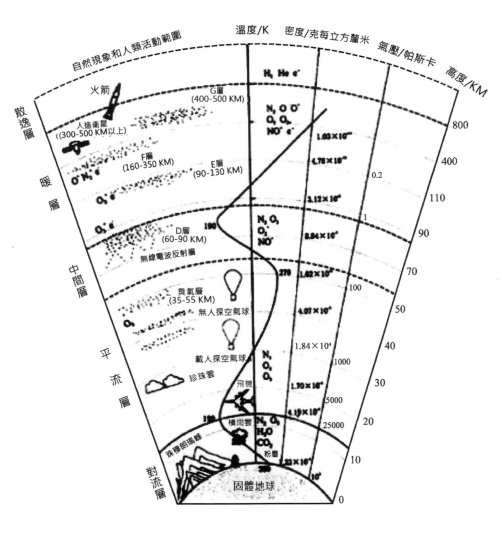

大氣的分層

（二）平流層

　　平流層位於從對流層頂到約50公里高度的大氣層。平流層內，溫度隨高度上升而增高，下半部隨高度變化較小，上半部則增高得快。這種溫度隨高度上升而增高的特徵，是由於大氣中的臭氧主要集中在這一層，並且對太陽紫外線輻射強烈的吸收形成的。層內水汽和塵埃等很少，很少有雲出現。平流層內氣壓和密度隨高度的

變化比對流層內緩慢。至於風,中緯度地區夏季,平流層下部仍盛行西風,風速隨高度減小,到22～25　公里,漸次轉為東風,風速隨高度加大。冬季的情況較複雜。平流層內空氣大多作水平運動,對流十分微弱。大氣汙染物進入平流層後能長期存在。因此,保護平流層環境不受汙染,具有重要意義。

平流層一方面受地表的熱輻射很少,另一方面卻又較多地受到來自太陽短波紫外線的影響,使本層內不斷地進行著臭氧的形成與破壞的強烈的化學反應,並在此反應過程中釋放出熱量,使用周圍空氣升溫。根據該層的溫度變化特點,平流層從內向外又可分為等溫層、暖層和上部混合層三層。在等溫層中,很少有空氣亂流,暖層中的垂直對流也不強,所以,除上部混合層外,平流層的空氣基本上都是呈水平方向流動的,本層的名稱便由此而來。一方面,由於平流層水蒸氣極少,通常沒有雲、雨、霧、雪等天氣現象,對飛行有利,同時也幾乎使以前常見的暈機病成為歷史;另一方面,由於平流層的空氣稀薄,阻力小,不利於飛機性能的發揮,並且對機上乘員的生命安全也有潛在的威脅。

對地球生命至關重要的臭氧層就包括在平流層內,臭氧量從對流層頂開始增加,至22～25公里處達到極大值,然後減少,到平流層頂就微乎其微了。平流層溫度的上升主要是由於臭氧層的臭氧吸收來自太陽的紫外線,同時以熱的形式釋放出大量的能量。由於平流層內垂直對流運動很小,多為平流運動,沒有對流層中那種雲、雨等天氣現象,塵埃也很少,大氣透明度好,因此是現代超音速飛機飛行的理想場所。

臭氧是大氣中自然存在的三個原子型的氧。在平流層下部,由於太陽紫外線作用於大氣中的氧分子,使該層中不斷地進行著臭氧的形成與破壞。從12,000公尺高度開始臭氧的濃度迅速升高,但大部分集中在25,000公尺～45,000公尺高度範圍,稱為臭氧層,其中又以30,000　公尺附近濃度最高,可達8ppm～12ppm　(人類嗅出臭氧氣味的閾值濃度為0.01ppm)。一方面,臭氧本身的毒性很大,即使濃度很低,如果吸入的話,也會損傷我們呼吸道和肺部柔弱的黏膜,如果人們暴露在較高濃度的臭氧環境中,還可引起肺水腫;另一方面,大氣層中的臭氧層又可以阻擋來自太陽的紫外線,使地球表面的生物免受其傷害。

　　臭氧對機上乘員身體健康的影響程度究竟有多大？在12,000 公尺高度以下很少有臭氧存在，在此高度或以下飛行的飛機，機上乘員基本上不受臭氧的影響。由於臭氧的濃度在平流層下部和極地上空較高，所以，對於商用噴氣式飛機，特別是在極地上空和高空飛行時，臭氧對機上乘員可能會產生一些影響，但以前人們對此有過高的估計，如在早先的協和號飛機上都裝有催化過濾器以除去機艙內的臭氧，後來發現，飛機外面的空氣被吸入發動機並加以壓縮，在此過程中空氣被加熱，臭氧也被分解為正常的氧氣，因此，艙內臭氧濃度並不高，又把它拆掉了。實際上，在臭氧濃度較高的高空，巡航飛機的發動機都具有較高的壓縮比，能把進入壓縮機的空氣加熱至較高的溫度，所以，飛機座艙內臭氧的濃度很少超過0.1ppm～0.2ppm。飛機在剛剛下降時，油門被關上，空氣被壓縮的程度和被加熱的程度均明顯降低，此時座艙中可能承受10分鐘左右濃度達0.2ppm～0.5ppm的臭氧，但很快飛機又下降到了臭氧層以下，所以實際危害也不大。美國政府工業衛生委員會所建議的臭氧最大允許濃度為0.1ppm，這一數值是根據人暴露於工業環境中連續40 小時（每週5個工作日）的條件提出的，因此對於一般超音速飛機的機組成員或機上乘客來說，儘管超出了上述濃度標準，但時間卻遠遠短於上述標準，所以也應該是安全的；但是，如果將此規定應用於飛越臭氧濃度較高的極地航線上的飛機，則這種飛機應該安裝臭氧過濾器。

　　飛機一般不在中間層、暖層和散逸層飛行，所以就不作具體介紹了。

二、大氣的成分

　　大氣在沒有汙染的情況下是透明、無色、無味、無臭的。這層大氣由許多種氣體組成，其中所包含的氧氣對於人類的生存最為重要。這層大氣處在不停的運動之中，我們所感到的風就是空氣運動的表徵。這層空氣可以傳遞聲波，幫助人類進行語言交流。這層大氣的存在，還可以阻止有害於人類健康的輻射線進入人類居住的環境，保護人類的正常生活和世代繁衍。

　　大氣主要是由氮氣和氧氣組成的混合氣體，並含有少量的二氧化碳和氦、氖、氫、氪、氙等其他惰性氣體，它們是大氣的固定組成成分。在乾燥的空氣中，氮氣

的容積百分比約為78%，氧氣約為21%，其他成分約為1%。在一定高度範圍內，由於大氣內部的混合作用以及自然物質的循環作用，大氣中主要氣體的容積百分比保持相對穩定。例如在30,000公尺高空，氧氣和氮氣的比例仍保持為1:4，與海平面相近。如果再往上增加高度，由於空氣的垂直運動減少，大氣出現了重心性分離，此時大分子氣體下沉，小分子氣體上浮。當高度達到電離層範圍時，大氣的化學組成也發生了顯著的變化。例如，在平流層以下，氧是以分子形式存在的，當達到電離層時，氧分子開始被解離成氧原子，而以原子方式存在；當高度在100公里以上，幾乎所有的氧分子均被解離成氧原子或氧離子；在400公里高度以上，氮分子也大部分被解離為原子狀態。

除以上固定成分外，大氣中還有一些非固定成分，如水蒸氣、臭氧、塵埃、植物孢子以及微生物（如細菌）等。它們的含量不固定，且常常只侷限在某一特定的高層範圍，如水蒸氣絕大部分存在於 7,000 公尺以下大氣中，含量為1%～5%。

大氣成分的變化對機上乘員的影響值得一提。在商用飛機的巡航高度範圍內，其固定成分是保持穩定不變的，但水蒸氣的含量卻存在著較大的差異。當飛機的巡航高度較低時，空氣暖和，水蒸氣的含量也高；當巡航高度增加時，由於空氣溫度下降，空氣中的水蒸氣就難以全部繼續以氣體的形式存在，多餘的水蒸氣便會凝結成肉眼可見的小水珠而形成雲或霧；在特別高的高空，空氣非常寒冷（約零下50℃），水蒸氣的含量很低，而飛機是利用外界的空氣直接加壓的，並未加濕，結果會是機艙內經過加壓加熱的空氣也很乾燥。所以，機上乘員在離空飛行時，要比他們在海平面濕度較大的空氣中經肺和皮膚**丟**失更多的水分，也就是說我們要考慮到高空飛行時脫水的問題。如果機上乘員在飛行前或飛行中已經充分飲水（或飲料），他們不會患脫水症；但是，如果他們在飛行前就已經脫水，那麼情況就會更加惡化。因此，患有胃腸炎（腹瀉和嘔吐）的兒童和為了避免飛行中上廁所而不喝水的癱瘓病人是最危險的。此外，乘員在飛行前或飛行時飲酒，也會加重高空飛行時的脫水症狀，因為酒精可使腎臟排出更多的水分。雖然高空飛行時乾燥造成脫水的主觀感覺可能相當明顯，但正常人只不過是暴露部分的黏膜局部乾燥而已，並無大礙。為了減輕這種主觀的不適，最簡單的處理辦法是多飲些水。

三、大氣層的壓力分布

環繞著地球表面的大氣存在著兩種相互對抗的力量，一種是氣體分子本身的動能，它使分子之間相互排斥；另一種是地球質量所產生的地心引力，這種引力與距離的平方成反比。隨著高度的增加，這兩種力量綜合作用的結果是使大氣的密度不斷減少，從而導致大氣壓力隨高度的增加而呈指數曲線下降。

大氣壓力一般隨高度的增加而減少，其大致的規律是：高度每升高5,500公尺，大氣的壓力減少到原來的一半。大氣壓力隨著飛行高度增高而下降的特點對人體健康的影響，主要是使體內各空腔器官內的氣體膨脹以及由此所帶來的一系列後果，如高空胃腸脹氣和航空性中耳炎等。由於大氣壓力與海拔高度關係曲線在低空段較陡，例如從2,000 公尺高度下降到海平面時，會產生150mmHg （毫米汞柱）的壓力差，而在高空，同樣是下降2,000公尺，其產生的壓力差卻很小。因此，在實際飛行中，常常是在飛機下降到較低高度時才發生氣壓損傷性疾病，甚至在增壓艙處於正常壓力變化時也能引起氣壓損傷性疾病。

第二節 航空飛行對人體的影響

一、高空缺氧對人體的影響

高空缺氧又稱低壓性缺氧。人體暴露於高空低氣壓環境裡，因吸入大氣氧分壓降低引起的生理機能障礙。缺氧是高空的主要不良因素，缺氧與高度有著密切的關係。隨著飛行高度的增加，大氣壓下降，大氣中的含氧量下降，多數人在4,000公尺高度以上就會出現缺氧症狀；到5,000公尺會輕度缺氧；6,000公尺以上會嚴重缺氧；突然升到8,000公尺，其工作能力一般最多能保持4分鐘（有效意識時間），在10,000公尺高度保持約1分鐘，升到14,000公尺時只能維持12～15秒。

高空缺氧以爆發性高空缺氧和急性高空缺氧為多見。爆發性高空缺氧指發展非常迅速、程度極為嚴重的高空缺氧，常在氣密座艙迅速減壓、座艙增壓系統失靈、呼吸供氧突然中斷等情況下發生。人體突然暴露於稀薄空氣，出現氧的反向瀰散（肺泡氧分壓迅速降低，形成混合靜脈血中的氧向肺泡中瀰散），身體代償機能來

不及發揮作用，突然發生意識喪失。

急性高空缺氧指在數分鐘到幾小時內人體暴露在低氣壓環境中引起的缺氧，多見於艙壓降低和供氧不足。症狀隨高度和暴露時間而異，如頭昏、視力模糊、情緒反應異常等。情緒反應異常常會使飛行員喪失及時採取措施的時機。根據人體在各高度上吸空氣和吸純氧的生理等值高度上發生的缺氧反應對工作能力的影響，分為輕度、中度、重度。

高空缺氧對人體的神經、心血管、呼吸、消化等系統均有不同程度的影響，其中對中樞神經的影響尤為明顯。在人體組織中，大腦皮層對缺氧的敏感度極高，氧氣供應不足，首先影響大腦皮層，此時人會出現精神不振、反應遲鈍、想睡覺等症狀，定向力、理解力、記憶力、判斷力減弱，注意力也不能很好地分配和轉移；也有的人在缺氧開始時會出現類似輕度醉酒的欣快症狀，表現興奮、多話、自覺愉快等；隨著缺氧程度的加重，高級神經活動障礙便越來越明顯，最終可導致意識喪失。

氧氣供應不足時，人體透過呼吸加快、加深，心跳增快，心搏每分鐘的輸出量增多，血中紅血球增加等一系列代償作用，藉以克服和減輕缺氧對身體的影響。但是這種代償作用是有一定限度的，而且與人的體質強弱和高空耐力有很大關係。一般講在4,500公尺以上時，體內的代償功能便不足以補償供氧不足的影響，而會出現各種缺氧症狀。

缺氧對消化系統的影響是使胃液分泌減少，胃腸蠕動減弱，因此，食物的消化不能像在地面上那樣容易。缺氧還會影響視覺功能，一般當上升到1,500 公尺高度時，視覺功能開始下降，特別是在夜間低照度下飛行，影響就更加明顯。

據實驗證明，在1,200 公尺高度，飛行員夜間視力會下降5%，1,800 公尺下降10%，3,000公尺下降20%，4,800公尺下降40%，且隨著高度的增加缺氧加劇，夜間視力障礙明顯。

二、高空低氣壓對人體的影響

在一定範圍內，高度越高，空氣壓力越小。如在5,700公尺高度的大氣壓只有地面空氣壓力的一半，10,000　公尺高度約為地面的1/4。氣壓變低會對人體產生多種影響。低氣壓對人體的影響，主要是缺氧、減壓病和胃腸脹氣。

1.缺氧

物理學指出，混合氣體中氣體的分壓力與混合氣體中該氣體的含氧百分比有關。據此，大氣中氧分壓可用下式計算：

PO2＝PH×（O2/100）

式中：PO2——大氣中的氧分壓（帕斯卡）

PH——在高度H上的大氣壓力（帕斯卡）

O2——大氣中氧氣的含量（體積百分比）

顯然，隨著高度增加，由於大氣壓力下降，大氣中和肺泡空氣中氧分壓相應地隨之下降。

由於肺泡空氣中氧分壓減少，單位時間內肺泡輸送給血液的氧氣便減少，引起動脈血液氧分壓下降，這樣氧氣由血液輸送給組織的速度和數量減少，這就造成對組織供氧不足而發生高空缺氧。

生理研究指出，在4,000　公尺高度以下，人體對氧分壓降低是能補償的，在4,000公尺以上，人呼吸大氣空氣已不能維持正常工作，出現不同程度的缺氧症狀。

2.減壓病

環境空氣壓力的急速改變，可以使人體的封閉腔和半封閉腔內造成壓差，從而使中耳及腸胃內產生疼痛的感覺。當高度超過8,000公尺時，會感到關節、肌肉疼痛，這是由於氮分壓下降，肌體內的一部分氮氣開始以氣泡形式排出，壓迫了肌

肉、骨骼、脂肪組織的神經末梢，引起疼痛感覺。

此外，人體內含有70%的水分，而水的沸點隨外界大氣壓降低而降低，外界大氣壓力為6.266千帕時，水的沸點為37℃，當人體上升到19　公里的高空（相當於外界大氣壓力為6.266千帕）時，由血液開始一切體液都發生汽化或產生氣泡，從而產生浮腫出血現象，這種現象叫做「體液沸騰」。這就如打開汽水瓶蓋，氣泡從水中冒出來的道理一樣。氣泡堵塞血管或壓迫神經而產生一些特殊的症狀，這就是所謂的「高空氣體栓塞症」或稱「減壓病」。大氣壓力的變化還可以對人體產生一些其他影響，如當你駕駛飛機由高空返回地面時，還可由於氣壓的逐漸增高產生「壓耳朵」、「壓鼻子」的現象，以致發生「航空性中耳炎」及「航空性鼻竇炎」，輕時感到耳脹、耳痛、耳鳴、聽力減退，嚴重時可引起鼓膜破裂和中耳充血，出現頭痛、眼脹、流淚、流涕或鼻出血等。

3.胃腸脹氣

氣壓降低可以使人的胃腸脹氣。通常情況下，人體胃腸道內約含有1,000毫升氣體，這些氣體80%是吞嚥進去的，20%是食物在消化過程中產生的。波義耳定律告訴我們：當溫度保持一定時，氣體的體積隨後壓力的降低而增大。飛行高度越高，大氣壓越低，人體胃腸內的氣體膨脹就明顯。如在5,000　公尺高度，大約膨脹兩倍，在10,000公尺，就可脹大4～5倍。當然，在氣體膨脹時，人體可以不斷地向外排出，但若胃腸功能不好或氣體太多一時難以排出時，就會發生胃腸脹氣，使胃腸壁擴張，產生腹脹、腹痛；嚴重時可出現面色蒼白，出冷汗，呼吸表淺，脈搏減弱，血壓降低等症狀。

三、低氣溫對人體的影響

人們生活在自然界裡，氣溫每時每刻都在影響人們的生活工作及一切活動。氣溫低，會消耗體內細胞的儲備。氣溫下降，在低溫環境中，人體為了保持肌體的熱量平衡，組織代謝加強，氧氣的需要量增加。如果不能滿足以上條件，則人體就會消耗體內細胞的儲備，從而造成人體組織發生一些不良的現象。

氣溫很低，人體血管容易變硬變脆。氣溫低，還會影響人體對營養的吸收。根據聯合國糧農組織的熱量需求委員會調查，當外界氣溫比標準氣溫低10℃（溫帶地區的年平均氣溫）而每升高10℃時，人體對熱量的攝取量要增加5%。由此可見，人體對營養的攝取量與氣溫關係很大。此外，氣溫的高低還影響到人體對維生素，食鹽的攝取量。

在對流層，隨著高度的增加，溫度逐漸降低，平均每上升100 公尺，氣溫下降0.65℃；當地面溫度為25℃時，在5,000公尺高空，氣溫為-7.5℃，在10,000 公尺高空，溫度則低到-40℃，而在11,000～25,000　　　　　　　公尺的平流層，氣溫則恆定在-56.5℃。現代飛機多在對流層和平流層活動，外面氣溫一般在-55℃～-40℃。這樣的低溫給飛行帶來一定影響，即使有加溫設備的座艙，時間長也可使座艙內溫度不均勻。低溫能妨礙飛行人員的工作，寒冷可使手腳麻木，甚至疼痛和肢體寒戰，影響動作的準確性，嚴重時還可發生凍傷。此外飛行人員熱量消耗很大。因此，這時應多吃高蛋白的食物以及豆類食品，及時補充人體所需。

四、加速度對人體的作用和影響

作機械運動的物體，如果按物體運動速度的變化情況來劃分，可分為勻速運動和變速運動。人處於勻速運動狀態時是無感覺的，而且勻速運動的速度對人體也不產生任何不良影響。例如地球基本是在勻速運動中（赤道上的自轉速度為463m/s，地球平均公轉速度為29,800m/s），人類生存在地球上，感覺不到地球的運動。但是，人處於變速運動狀態時，身體則會受到速度變化的影響。

物體速度變化的快慢，用加速度（速度的變化量同發生這種變化作用的時間的比值，單位為 m/s）描述。人在身體直立時能忍受（不受傷害）向上的加速度為重力加速度（g＝9.8m/s）的18 倍，向下為13g，橫向則為50g以上；如果加速度值超過這一數值，會造成皮肉青腫、骨折、器官破裂、腦震盪等損傷。在飛行活動中，飛行人員經常處在加速度環境中，所以受加速度影響也就比較明顯。

人在座位上能耐受的加速度極限見表1-1；人經常處於變速運動狀態，尤其是現代交通工具的速度不斷提高，使人經常受到加速度的作用。人在短時間內受到的加

速度作用值和延續時間見表1-2。

表1-1 人在座位上能耐受的加速度極限表

運動方向	最大加速度(g)	時間限制(s)	最大加速率(g/s)
後	45	0.1	600
前	35	0.1	1 000
上	18	0.04	500
下	10	0.1	80

表1-2 人在短時間內受到的加速度作用值和延續時間表

運動工具	運動狀態	加速度	持續時間
電梯	快速升降	0.1~0.2	1~5
	舒適極限	0.3	
	緊急降落	2.5	
公共汽車	正常加速減速	0.1~0.2	5
	緊急煞車	0.4	2.5
飛機	起飛	0.5	>10
	彈射起飛	2.5~6	1.5
	墜落(不傷人)	20~100	

五、噪音對人體的影響

噪音級為30～40分貝是比較安靜的正常環境；超過50分貝就會影響睡眠和休息。由於休息不足，疲勞不能消除，正常生理功能會受到一定的影響；70分貝以上干擾談話，造成心煩意亂，精神不集中，影響工作效率，甚至發生事故；長期工作或生活在90分貝以上的噪音環境，會嚴重影響聽力和導致其他疾病的發生。

聽力損傷有急性和慢性之分。接觸較強噪音，會出現耳鳴、聽力下降，只要時間不長，一旦離開噪音環境後，很快就能恢復正常，稱為聽覺適應。如果接觸強噪

音的時間較長,聽力下降比較明顯,則離開噪音環境後,就需要幾小時,甚至十幾小時到二十幾小時的時間,才能恢復正常,稱為聽覺疲勞。這種暫時性的聽力下降仍屬於生理範圍,但可能發展成噪音性耳聾。如果繼續接觸強噪音,聽覺疲勞不能得到恢復,聽力持續下降,就會造成噪音性聽力損失,成為病理性改變。這種症狀在早期表現為高頻段聽力下降。但在這個階段,患者主觀上並無異常感覺,語言聽力也無影響,稱為聽力損傷。病程如進一步發展,聽力曲線將繼續下降,聽力下降平均超過25分貝時,將出現語言聽力異常,主觀上感覺會話有困難,稱為噪音性耳聾。此外,強大的聲爆,如爆炸聲和槍炮聲,能造成急性爆震性耳聾,出現鼓膜破裂,中耳小聽骨錯位,韌帶撕裂,出血,聽力部分或完全喪失。主觀症狀有耳痛、眩暈、頭痛、惡心及嘔吐等。

噪音除損害聽覺外,也影響其他系統。神經系統表現為以頭痛和睡眠障礙為主的神經衰弱症狀群,腦電圖有改變(如節律改變,波幅低,指數下降),植物神經功能紊亂等;心血管系統出現血壓不穩(大多數增高),心率加快,心電圖有改變(竇性心律不齊,缺血型改變);胃腸系統出現胃液分泌減少,蠕動減慢,食慾下降;內分泌系統表現為甲狀腺機能亢進,腎上腺皮質功能增強,性機能紊亂,月經失調等。

本章小結

本章主要介紹大氣環境和航空飛行對人體的影響。透過本章的學習,使相關飛行人員初步瞭解航空飛行與人體生理健康的相互關係的影響,為學好後面的內容打下基礎。

思考與練習

1.對流層和平流層有哪些特點?

2.大氣成分的變化對機上乘員有何影響?

3.大氣壓力隨高度增加而變化的規律是什麼?這種變化對人體健康有何影響?

4.航空飛行會對人體產生哪些影響？

第二章 航空飛行常見疾病的病因及預防

導讀

本章主要介紹在航空飛行中常見的高空缺氧症、高空減壓病、高空胃腸脹氣、暈機病及航空性中耳炎五種病症。分別較為詳細地介紹這五種疾病的發病機理、影響因素、對飛行人員的影響及預防辦法。

學習目標

透過本章的學習，應瞭解和掌握以下主要內容：

知識目標

1.高空缺氧症：瞭解並掌握高空缺氧症的發病機理、影響因素以及對飛行人員產生的影響。

2.高空減壓病：瞭解並掌握高空減壓病的發病機理、影響因素以及對飛行人員產生的影響。

3.高空胃腸脹氣：瞭解並掌握高空胃腸脹氣的發病機理、影響因素以及對飛行人員產生的影響。

4.暈機病：瞭解並掌握暈機病的發病機理、影響因素以及對飛行人員產生的影響。

5.航空性中耳炎：瞭解並掌握航空性中耳炎的發病機理、影響因素以及對飛行人員產生的影響。

技能目標

掌握在實際工作中如何有效地預防和避免上述五種疾病的發生。

第一節 高空症的病因分析及防治

由於航空環境與人們早已適應的地面環境有較大差別，特別是高空大氣中氧含量減少、大氣壓力降低，振動和加速度等不良因素的存在，致使我們的飛行人員有可能罹患如高空缺氧症、高空減壓病、高空胃腸脹氣和航空性中耳炎等航空活動中特有的疾病。

一、高空缺氧症

活的有機體獲取能量的生物過程是透過把化學結構複雜的食品氧化成較簡單的化合物，最後通常形成二氧化碳和其他廢物。因此，氧氣乃是生命物質賴以保持正常功能所必需的最重要物質之一。氧氣量和分子濃度供應不足（缺氧）幾乎一定會引起大多數生物功能的超速衰退，並可造成死亡。人對缺氧的影響極為敏感並易受其損害。例如，高度上升到2,700公尺高空時，大氣中氧分子的濃度（分壓）減低25%，即可造成智力的明顯損害，當突然上升到16,700 公尺時，肺內氣體的氧分壓減低到地面值的10%。10 秒鐘內即引起意識喪失，4～6 分鐘可造成死亡。

一般認為，飛行時對人威脅最嚴重的一種危害是上升至高空引起的氧分壓降低。當氧氣裝備和座艙加壓系統發生故障使人們不得不在高空呼吸空氣時，往往可迅速導致失能，甚至死亡。過去，缺氧曾造成過重大的機毀人亡事故。第二次世界大戰至今，許多飛行人員在飛行中死於缺氧；更多飛行員完成任務的能力因缺氧而受到損害。雖然座艙加壓和供氧系統的性能和可靠性有了改進從而大大減低了因缺氧造成的事件及事故，但對此仍應保持高度的警惕。

（一）人體內氣體運動的規律

1.氣體的分壓

在任何一種混合氣體中，其氣體的總壓力等於各個組成氣體的壓力之和，此時每一組成氣體的壓力稱為該氣體的分壓，分壓值的大小取決於一定體積的所含該種氣體分子數量的多少。空氣是一種混合氣體，其主要固定成分為氮氣和氧氣兩種氣體，因此，乾燥空氣的壓力等於這兩種氣體的分壓之和。當乾燥的空氣被人體吸入呼吸道以後，會受到體溫的加溫，並迅速被水蒸氣飽和，這時水蒸氣也提供一定的分壓，所以呼吸道內的空氣是由氧氣、氮氣和水蒸氣三種氣體組成的混合氣體，其總壓力等於這三種氣體的分壓之和。每一種氣體的分壓可以根據該氣體在混合氣體中所占容積百分比乘以總壓力求得，當體溫為37°C時，呼吸道內水蒸氣的分壓值為47mmHg（6.3kPa）。

氣體分壓在航空醫學中的意義是：在人體肺部和組織內進行的氧氣和二氧化碳的交換，是透過物理瀰散過程來完成的，這種瀰散運動的趨向取決於氧氣和二氧化碳分壓的高低，即由高分壓部位向低分壓部位瀰散，而與它們的相對濃度無關。在飛行過程中，一旦座艙密閉，或上升到一定高度（考慮到飛機的製造成本和飛機本身的重量等因素，飛機的座艙並非完全密閉，因此機艙內空氣的壓力總是低於海平面大氣壓力），人體即使吸入純氧，但由於低氣壓環境導致氧分壓降低，同樣也有可能發生缺氧。

2.氣體的溶解和瀰散

氣體溶解於液體中所具有的分壓稱為張力。當氣體與液體相接觸時，一方面氣體分子不斷地進入液相而呈溶解狀態，另一方面已溶解於液體中的氣體分子也可離開液體表面而重新回到氣體中去，當兩者達到平衡時，即認為溶解氣體自液體內部向液體表面所施加的壓力（張力）等於氣相中氣體分子由外部向液體表面所瀰散的張力。氣體在液體中溶解的數量與溫度和該氣體的分壓有關，當溫度一定時，氣體在液體中溶解的數量與該氣體的分壓成正比，其比例係數即是溶解度係數，其關係如下：

溶解氣體的數量（ml/100ml）＝氣體的分壓×溶解度係數

溶解度係數表示氣體的溶解度，二氧化碳在血漿中的溶解度係數為51.5，而氧氣在血漿中的溶解度係數為2.14，故二氧化碳的分壓雖然不高，但溶解的量卻較多；反之，如果氣體溶解度係數很小，即使其分壓很高，也不能溶解大量的氣體。

氣體分子能夠穿過多層生物膜的屏障，在人體內的氣相與液相之間不斷地進行瀰散，氣體瀰散的方向由不同部位間氣體分壓差值（壓力梯度）所決定。微血管內的氧氣需穿過微血管壁、組織間液、細胞膜、細胞液才能到達粒線體內進行生物氧化作用，所以在微血管和粒線體之間必須維持足夠的氧分壓梯度，氧氣才能到達粒線體內。

3.氧合血紅蛋白解離曲線

血紅蛋白所結合氧氣數量的多少，取決於氧分壓值。表示血紅蛋白結合的氧量與氧分壓值關係的曲線稱為氧合血紅蛋白解離曲線，簡稱氧解離曲線。

當血紅蛋白含量為15g/100ml血液，pH＝7.4。二氧化碳分壓為40mmHg（5.2kPa），37°C體溫條件下，測得的氧合血紅蛋白解離曲線如下圖2-1實線所示，血氧分壓與血氧飽和度之間的關係呈S形曲線關係。當氧分壓為100mmHg（13.3kPa）時，血氧飽和度為97.5%左右；在氧分壓超過100mmHg（13.3kPa）時，血氧飽和度的增長已很緩慢；在250mmHg（32.5kPa）時達到完全飽和。所以，在海平面條件下，人體即使吸入純氧，其血氧飽和度較呼吸空氣時也僅略有增加。

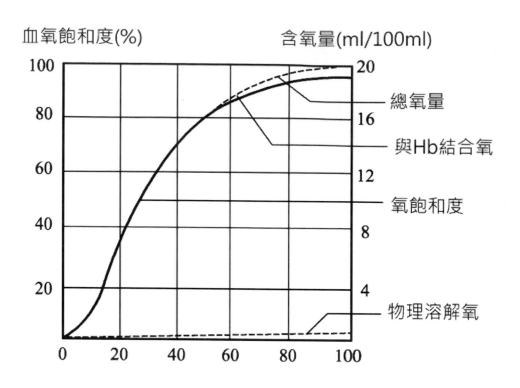

氧合血紅蛋白解離曲線

氧合血紅蛋白解離曲線 S 形狀的重要生理意義在於：上段較平坦，即在70～100mmHg（9.3～13.3kPa）範圍接近一條直線，表明在此範圍內即使肺泡氣氧分壓有較大幅度的下降，血紅蛋白仍能結合足夠的氧，從而保證人體對輕度高空缺氧有一定的代償能力；曲線的中間部分，即在10～40mmHg（1.3～5.2kPa）範圍坡度較陡，此時氧分壓稍有變化，即可引起血氧飽和度較大改變，在海平面呼吸空氣的條件下，組織的氧分壓就在此範圍內，所以這種特性不僅有利於向組織釋放所需要的氧，而且還有穩定組織氧分壓的作用。

4.氧氣在血液中的運輸

氧氣和二氧化碳在血液中都是以物理溶解和化學結合兩種形式存在的。通常情況下，氧氣和二氧化碳在血液中溶解的數量都很少。如在海平面條件下，當肺泡氣氧分壓為100mmHg（13kPa）時，每100ml動脈血中只能溶解0.3ml氧氣，這樣低的

氧含量遠遠不能滿足人體代謝的需要。事實上，在血液中絕大部分氧氣是以化學結合方式存在並被輸送到組織，再進行氣體瀰散運動的。呼吸氣體在血液中的含量見表2-1。

表2-1 血液中呼吸氣體的含量（ml/100ml血液）

氣體	化學結合		物理溶解	
	動脈血	混合靜脈血	動脈血	混合靜脈血
氧氣	20.0	15.0	0.30	0.12
二氧化碳	46.6	50.0	2.62	3.00
氮氣	0.0	0.0	0.98	0.98

血紅蛋白是血液中儲存和攜帶氧氣的運輸工具。在肺微血管，由於血液氧分壓較高，血紅蛋白與氧分子結合生成氧合血紅蛋白；在組織微血管，由於血液中溶解的氧分子不斷向組織細胞瀰散，從而引起血氧分壓降低，此時氧合血紅蛋白中的結合氧被陸續地釋放出來，以補充血液中溶解氧的數量，維持微血管血液氧分壓的水平，保證不斷向組織瀰散氧。

5.血液中二氧化碳的運輸

二氧化碳在血液中的運輸主要有物理溶解的二氧化碳、碳酸、氨基甲酸化合物和重碳酸鹽四種形式。其中，重碳酸鹽為二氧化碳的主要運輸形式，占65%；其次為氨基甲酸化合物，約占30%。

人體組織細胞在代謝過程中所產生的二氧化碳經瀰散溶解在血液中，並可水化成碳酸，這個過程在血漿中進行得很緩慢。但在紅血球中由於有催化劑碳酸酐酶的存在，水化過程被大大加速，所以，在紅血球中大量形成碳酸，進而非常迅速地解離成重碳酸鹽和氫離子，所離解的重碳酸鹽離子再重新返回到血漿中，而氫離子則主要在紅血球內被血紅蛋白所緩衝。當靜脈血流經肺部微血管時，血液中的重碳酸鹽離子（化學結合狀態的二氧化碳）又轉變為溶解狀態的二氧化碳，最後瀰散入肺泡而排出體外。

（二）缺氧及其分類

缺氧症的主要分類：

根據主要病因，組織缺氧可分為四種不同類型。

（1）缺氧性缺氧是由於動脈血中氧張力不足，從而造成微血管血液中氧張力不足所致。其原因既可由於吸入氣小氧張力低下（如高空暴露），也可能由於肺小氣體交換受到障礙（如暴露在持續高加速度中或因慢性氣管炎和肺氣腫等）所致，是航空飛行中最常見的缺氧形式。

（2）貧血性缺氧是由於血液攝取氧能力減低而引起。因此當血液透過微血管床時，血中氧含量以及氧張力比正常情況下降得更快。接近微血管靜脈端的血液氧張力，不足以維持整個組織所必需的最低氧張力。吸入一氧化碳，貧血和正鐵血紅素的形成都能減低血液攝氧能力。

（3）停滯性（循環性）缺氧是由於透過組織的血流減少而引起。當血液流經微血管床時，血中氧含量和氧張力的降低比正常情況要快得多，結果微血管的氧張力不足以維持組織的氧化作用。停滯性缺氧的原因可以是局部小動脈收縮，如兩手暴露在寒冷中；因疾病或外傷阻塞了動脈血液供應；暴露於持續的高正加速度或早原狀態下，心輸出量和動脈血壓減低等。

（4）組織中毒性缺氧是由於組織利用正常供氧的能力發生障礙而引起。細胞粒線體中的色素氧化酶在氰化物中毒情況下，對分子氧不能起反應即是一例。

在航空活動中，飛行人員若因暴露於高空低氣壓環境中，吸入氣體的氧分壓降低，導致機體組織和器官的氧含量減少，這種缺氧屬於缺氧性缺氧，也就是我們本節要介紹的「高空缺氧」。高空缺氧是人類航空事業發展初期最先遇到的嚴重醫學問題之一，因此它也是航空醫學中研究歷史最長的課題之一。在航空事業高度發達的今天，雖然已經有了各式各樣的密閉增壓座艙和供氧設備，但國內外飛行事故的調查資料均顯示，因急性高空缺氧所引起的飛行事故及飛行事故徵兆仍占有相當的

比例，這是因為增壓艙不能經常保持海平面的壓力，在高空飛行時，座艙內的壓力可造成中等程度的缺氧。特別值得強調的是，高空缺氧所導致的飛行事故發生迅速，而且多在飛行人員不知不覺中發生，因此，高空缺氧始終是航空醫學中的一個重要課題。而作為一名飛行人員，瞭解一些高空缺氧的知識是完全有必要的。

（三）缺氧的高度分區

根據人體暴露在不同高度時的症狀表現，可將缺氧分為以下四個高度區：

1.功能完全代償區

從地面到1,200m高度的區域。在此高度範圍內，由於缺氧程度較低，在靜止狀態下或一定的時間內，人體保持著足夠的代償適應能力而不出現症狀。

2.功能不完全代償區

從1,200～5,000m高度的區域。在此高度範圍內，人體的心跳和呼吸會反射性地加快，從而部分地對抗缺氧對人體功能的影響，如果在靜止狀態下作短暫的停留，缺氧的症狀並不嚴重。大約在1,200m高度，人的夜間視力開始降低；大約在1,500m高度，人的複雜智力活動能力開始降低；大約在3,000～5,000m高度，人的體力活動能力也有明顯的下降。民航客機在特定的座艙高度（通常是3,050～4,250m），受氣壓控制的閥門就會被觸發而打開，從而放出氧氣面罩供機上乘客使用。

3.功能失代償區

從5,000～7,000m高度的區域。在此高度範圍內，代償反應雖已充分作用，但仍不能補償缺氧對人體功能的影響，即使在靜止狀態下，也有明顯的智慧和體能的障礙；但在此高度作短暫的停留，一般還不會引起意識喪失。

4.危險區

在7,000m高空以上。在此高度範圍內，機體的代償功能已不足以保證大腦等重要器官的最低氧需要量，很快會出現意識喪失；若不及時供氧，則呼吸、循環功能會相繼停止。

（四）缺氧的主要表現

缺氧的症狀多種多樣，如表2-2所示，但並非所有症狀都會在同一個人身上表現出來。缺氧初期會出現氣喘、呼吸加深加快等代償反應，隨著缺氧程度的加重，當超過身體的代償能力時，便會出現各種各樣的機能障礙。由於機體各組織、器官對缺氧的敏感程度不一樣，在缺氧時出現功能障礙的先後順序也不一樣。一般認為，缺氧的閾限高度是1,200m（3,600ft），即超過1,200m的高度，最早的缺氧症狀就會表現出來。

表2-2 缺氧的症狀和體徵

主觀症狀		客觀體徵
氣喘、呼吸困難	不斷加重的缺氧	呼吸深快或過度換氣
頭痛		困倦
頭暈(暈眩)		震顫
噁心		全身出汗
面部發熱		面色蒼白
視力減弱		口唇發紺
視力模糊		焦慮
複視		心動過速
興奮、煩躁		心動過緩(危險)
嗜睡		判斷力下降
暈厥		語言表達不清
虛弱		供給失調
木僵(stupor)		意識喪失、抽搐

1.特殊感覺

視野變暗是一種常見的缺氧症狀。然而受試者在肺泡氧張力恢復正常之前都覺察不出這種變化，而在恢復後則感到照明水平明顯變亮。在肺泡氧張力降低到

40mmHg以下之前，在相當明亮的燈光下（明視覺或錐體視覺）視網膜敏感性不受影響。雖然在實驗室能證明，即使是十分輕微的缺氧（如肺泡氧張力下降到75mmHg時引起的缺氧），相當於3,000公尺高度也可損害已取得暗適應的眼對光的敏感性（微光視覺或柱狀視覺），但是這種損害的絕對值無實際意義。當肺泡氧張力下降到50mmHg以下，也就是在4,600公尺以上高度呼吸空氣時，微光視覺對光敏感性減低的程度才有重要意義。肺泡氧張力下降到低於50mmHg之前，明視覺的視敏度不受損害。中度和嚴重缺氧可使視野受限，並伴有周邊視力喪失和出現中心暗點。

2.發紺

皮膚或黏膜發紺通常是由於組織中微血管和小靜脈的還原血紅蛋白濃度過多引起的。一般認為，每100毫升微血管血液中至少要有5克還原血紅蛋白才可能出現發紺。這只是粗略的近似值，但它可用於強調在嚴重貧血時不會出現發紺。只有當動脈血氧飽和度低於75%，才可能令人信服地查出缺氧引起的中樞性發紺。在17,000～19,000公尺以上高度，正常受試者呼吸空氣時可以出現明顯發紺現象。

3.意識喪失

在缺氧性缺氧時大腦靜脈血的氧張力與意識水平有密切關係。當頸靜脈氧張力減低到17～19mmHg時，即喪失意識。相應的動脈氧張力隨大腦血液的變化而改變，大腦血液又取決於動脈血的氧和二氧化碳張力。促使大腦靜脈氧張力降為17～19mmHg並引起意識喪失的動脈氧張力在20～35mmHg之間，視二氧化碳過少的程度而定。一般來說，一個人肺泡氧張力減低到30mmHg（或稍低）時，經過一段時間就可能喪失意識；如果有明顯過度換氣，肺泡減低到30mmHg時，也會出現意識喪失；如果沒有二氧化碳過少症，肺泡氧張力就是低至25mmHg也能保持意識清醒。因此，急性暴露於高空呼吸空氣時，出現意識喪失的高度可低至5,300公尺也可高至8,000公尺。

4.有效意識時間

從吸入氣中氧張力減低開始到工作能力受一定程度損害的瞬間為止的間隔時間，稱為「有效意識時間」。這一段時間間隔的長短受許多因素影響，其中允許工作能力損害的程度具有最重要的意義；其範圍可從不能完成複雜的精神性運動任務到不能對簡單指令作出反應。有效意識時間有很大的個體差異，它取決於全身健康情況、年齡、訓練水平、對缺氧的經驗，體力活動及暴露前供氧的程度。

（五）有效使用飛機上的供氧系統

1.飛機上的供氧系統

飛機上的供氧系統主要是保證飛機乘員吸入足夠的氧氣以及防止在高空飛行或應急離機過程中缺氧的個體防護裝備。飛機供氧系統根據飛機的乘員人數、航程、升限和任務性質的不同而有多種形式，但基本上都由氧源、控制閥、減壓閥、調節器、各種指示儀表、跳傘供氧器、斷接器和氧氣面罩等組成。

（1）氧源。飛機上廣泛使用氣態氧源，其次是液態氧源。液氧系統比高壓氣氧系統的重量輕60%～70%，體積小60%～80%。但液氧不斷揮發，自然損耗率大，地面儲氧設備複雜，維護不便。液態氧源已用在現代軍用飛機上。固體氧源（亦稱化學氧源）是繼氣態和液態氧源之後發展起來的新氧源。它是將含氧量高的固態化合物儲存於化學產氧器內，使用時透過化學反應產生氧氣。固體氧源體積小、重量輕，可長期儲存，已用於一些大型旅客機上。分子篩機上製氧是一種新的氧源。它是用一種俗稱沸石的矽鋁酸鹽結晶體作為分子篩，當空氣透過分子篩時，空氣中的氮分子被分子篩吸附，而氧分子則較容易透過，從而獲得一定純度的氧氣。吸附過程是可逆的，只要改變壓力，並用一定量的氣逆向沖洗，即可沖掉氮氣，使分子篩再生。這種製氧方法簡單、維護方便、費用低。這種機上製氧系統已開始在飛機上試用。

（2）氧氣調節器。它隨飛行高度的變化按一定規律自動調節輸出氣的壓力、流量和含氧百分比，以滿足人體呼吸和體表加壓的生理需要。按供氧方式氧氣調節器分為連續式、肺式和加壓式三種。連續式氧氣調節器向氧氣面罩連續供氧，並能

隨著外界氣壓的降低相應增大供氧量。肺式供氧調節器在飛行員吸氣時供氧，呼氣時停止供氧，可節省用氧量，廣泛應用於飛行員個體供氧系統。加壓供氧調節器用於12公里以上高空飛行的軍用飛機的飛行員個體供氧系統。加壓供氧時的典型程序是：調節器首先向人體內供氧，隨後對飛行員穿著的高空代償服充氣加壓，同時人體肺內過量的氣體經呼氣活門迅速排出，整個程序經1.5～2秒鐘完畢。加壓供氧時，飛行員吸入氣的壓力大於環境氣壓。在現代殲擊機上，氧氣調節器安裝在彈射座椅上。飛行員應急離機時，斷接器將機上氧源斷開，同時打開跳傘供氧器氧源繼續向飛行員供氧。旅客機通常備有應急供氧系統。正常飛行時靠座艙增壓以防止旅客缺氧。座艙增壓系統一旦失效，則在飛機下降的同時由應急供氧系統在短時間內保證全體旅客用氧。

2.有效利用機上的供氧設備

有效利用機上的供氧設備是解決飛行中人員缺氧的主要途徑。當缺氧狀況不嚴重時，透過機上的供氧來調整飛機內部的氧氣供應，以保證機上人員的氧氣需要。當缺氧狀況嚴重時，飛機乘務人員應指揮全體旅客使用機上的氧氣面罩，以保證氧氣的供應。但也應注意，純氧的吸入同樣會對人體健康帶來一定的影響，因此一旦缺氧狀況緩解，應立即停止。

二、高空減壓病

高空減壓病是飛機在上升過程中人體可能發生的一種特殊綜合症，其主要症狀表現為關節、肌肉的疼痛，並可伴有皮膚瘙癢以及咳嗽和胸痛等，嚴重時還會引起植物神經機能障礙和腦損害的症狀，甚至發生休克。高空減壓病的發生有一定閾限高度，絕大多數都是上升到8,000m以上高空，並停留一段時間以後才發生的，降至8,000m以下，症狀一般都會消失。

迅速減壓在民用航空中偶爾發生，它一般是由座艙壁（壓力殼）結構的失靈或損壞引起。一旦發生迅速減壓時，機上人員會突然發生缺氧，所以應及時供氧；若減壓速度很快，還會造成器官和組織的損傷。但在民用航空中，最為重要、最容易發生的是由於增壓失效而引起的緩慢減壓。一旦發生緩慢減壓，航空器通常應逐漸

下降到較為安全的高度；但在較多情況下，根據操作的需要，航空器將被迫繼續在需要供氧的高度飛行，因此必須保證供氧系統的可靠性。

（一）高空減壓病的發病機理

高空減壓病是由於在人體組織、體液中溶解的氮氣離析出來形成了氣泡，壓迫局部組織和栓塞血管等引起的一系列臨床症狀。由於形成氣泡的多少以及栓塞和壓迫的部位不同，所引起的症狀也各異。

和氣體在其他液體中的溶解一樣，氣體在人體組織或體液中的溶解同樣遵循「亨利定律」，即氣體在一定容積的物體中達到飽和狀態，與該氣體的壓力、液體的種類以及溫度有關。當液體的種類及溫度保持一定時，溶解氣體的量與氣體的壓力成正比；若是混合氣體，則與各組成氣體成分的分壓成正比。當液體周圍環境的氣體壓力降低時，在液體中之飽和溶解狀態的氣體就變成了過飽和溶解狀態，其中一部分將重新游離出來，進入氣相，以建立新的平衡，此過程稱為脫飽和。隨著飛行高度的升高，大氣壓力逐漸下降，空氣中氮的分壓也相應下降，而人體肺部血液中氮的分壓卻沒有改變，於是在地面形成的肺部血液和肺泡氣之間氮的平衡被打破，肺部血液中過飽和狀態的氮氣向肺泡瀰散，導致肺部血液中氮氣的含量及其分壓也隨之下降；這種含氮量較低的血液流經組織時，組織細胞中的氮氣又瀰散進入血液，然後由靜脈血帶到肺內，再與肺泡氣進行氣體交換，這樣不斷循環，機體內過剩的氮氣便會逐漸減少，從而尋找到新的平衡。當這種尋求平衡的過程緩慢時，體內的氮氣便可依照上述方式排出，而不引起症狀；但如果飛行上升速度過快，體內的氮氣來不及依照上述方式排出，則會形成過飽和溶解狀態，並從組織、體液中游離出來。氧氣、二氧化碳和氮氣雖然都是人體組織、體液中最主要的溶解氣體，但是氧氣和二氧化碳都是生理上的活潑氣體，可轉變為化學結合狀態，氧氣還可以較快地被組織細胞消耗，所以在一般情況下不會形成過飽和溶解狀態。唯有完全呈溶解狀態的、生理上的惰性氣體——氮氣，在減壓速度較快的情況下，才最有可能形成過飽和狀態並游離出來。

必須指出，高空減壓時出現體內氮氣過飽和溶解狀態，並不是立即就產生氣

泡，因為過飽和僅僅是形成氣泡的先決條件，氮氣泡的產生還取決於其他多種條件，其中最主要的是過飽和狀態必須達到一定的程度，也就是體內氮氣的過飽和度必須超過正常飽和度的2倍以上，氮氣才能由溶解狀態變成氣泡。一般來說，在8,000m高空，人體組織及體液內溶解氮氣的過飽和度是正常飽和度的2倍以上，所以8,000m高度是高空減壓病的閾限高度。

（二）高空減壓病的影響因素

1.物理因素

（1）上升高度。該病在8,000m以下很少發生。在8,000m以上，飛行高度愈高，發病率也愈高。

（2）高空停留時間。上升到高空後，人體一般不會馬上出現症狀，而需要經過一定的時間後才會發病。在8,000m以上高空，停留時間愈長，發病率愈高。據有關資料，最早發病者大約在高空停留5分鐘後發病，而最遲發病者可在高空停留2.5小時後發病。

（3）上升速率。上升速率愈快，體內過剩的氮來不及排出體外，發病率愈高。

（4）重複暴露。24小時內重複暴露於低氣壓環境中容易發病。這是因為前次暴露時形成的氣泡以及體內的其他變化，在下降增壓後的時間內尚未完全消除，或者說有累積效應。

（5）高壓條件下活動後立即飛行。例如在24小時內曾做過水下運動或潛水活動者，上升高空時容易發病，因為在高壓條件下體內溶解了較多的氮氣，在返回水面後一定的時間內，殘存在體內的過多的氮氣甚至若干氣泡沒有完全消除。有報導稱，人潛水後立即乘坐飛機，在1,500m高度即可發病。

（6）環境溫度。寒冷的溫度條件，能增加發病率。

2.生理因素

（1）體重與年齡。肥胖者有易患屈肢症的傾向。隨著年齡的增加，本病的發病率也有所增加，這可能與身體發胖、脂肪組織增加，以及心血管功能降低影響氮氣脫飽和速率有關。

（2）呼吸、循環系統的功能狀態。因較嚴重的缺氧或高空胃腸脹氣而導致的呼吸、循環機能障礙，以及因寒冷或衣服、鞋過緊等因素，導致嚴重局部血液循環障礙時，都能減慢氮氣脫飽和的速率而使該病的發病率增加。

（3）肌肉運動或體力活動。因為人在進行肌肉運動或體力活動時，局部組織受到牽拉，可在一個小局部產生很大的負壓，有促使氣體離析出來形成氣泡的作用；肌肉運動或體力活動時組織中會產生大量的二氧化碳，使局部溶解的氣體增多；肌肉運動或體力活動時組織中的血流量增加，使體內血液重新分配，導致脂肪組織中的血流量減少，不利於脂肪組織中氮氣的脫飽和過程的順利進行。

（三）高空減壓病的主要表現

高空減壓病主要表現為關節及其周圍組織的疼痛，此外還可伴有皮膚、呼吸或神經系統的一些症狀，如皮膚癢感、刺痛、蟻走感以及異常的冷熱感覺，胸骨後不適、咳嗽和呼吸困難，以及頭痛、視覺機能障礙、四肢無力和癱瘓等。上述症狀，一般在高度下降後隨即消失，只有極個別病例在下降至地面後仍繼續存在，需要積極治療方能消失。

（四）高空減壓病的預防

1.保證座艙內足夠的壓力

這是預防高空減壓病的最根本的措施。若能在飛行期間保持座艙壓力不低於8,000m高度的壓力值（267mmHg），即可取得良好的預防效果。在民用航空中，只要密封增壓座艙的結構完好就可以滿足這個條件。

2.吸氧排氮

這是預防本病的重要方法。呼吸純氧時，由於肺泡氣中的氮分壓降低，溶解在靜脈血中的氮氣就可不斷透過肺微血管瀰散到肺泡中而被呼出，血液中的氮分壓也就會相應地降低，於是溶解在身體各種組織、體液中的氮氣又會向血液中瀰散，再由肺泡排出體外。這樣不斷循環，逐漸將體內的氮排出。

在軍事航空中，對那些沒有裝備增壓座艙或座艙壓力制度定得不太嚴的高空飛行的機種，可在高空飛行前，採用吸氧排氮的預防措施，這是降低高空減壓病發病率的重要方法。而對於民用航空，本方法則沒有實際意義。

3.飛行中若發生事故性減壓，應逐漸下降至較安全的高度

當密封增壓座艙在8,000m以上高空受到破壞時，應儘量減少不必要的體力負荷；在高空已發生病症時，應迅速與地面指揮中心聯繫，以便及時下降高度。

4.控制重複暴露的間隔時間

通常情況下，潛水活動後24小時內不應飛行。有的國家規定，緊急情況下，潛水活動後12小時內可以飛行，但需要經過航空醫師的允許。

5.營養與鍛鍊

合理膳食和堅持體育鍛鍊，可防治肥胖，增強呼吸、循環功能，對預防本病的發生具有積極的意義。

三、高空胃腸脹氣

與高空缺氧症和高空減壓病不同的是，高空胃腸脹氣沒有明確的發病閾限高度，即使在較低的高度也可發生。高空胃腸脹氣的主要症狀是腹脹和腹痛，一般都發生在飛行上升過程中，或在達到一定高度後的最初階段內。若能經口或肛門順利排出部分膨脹體，則短時間內腹脹、腹痛的症狀即可消失，否則，高度愈高，症狀

將愈重。

（一）高空胃腸脹氣的發病機理

人體胃道內通常含有1,000ml左右的氣體，它們大多是隨飲食和唾液吞嚥下去的空氣，少部分是食物分解而產生的。它們同樣遵循「波義耳定律」，即當溫度保持一定時，一定質量氣體的體積與其壓強成反比，即壓力越大，體積愈小，反之亦然。當高度上升時，若胃腸道內的氣體不能順利排出，則氣體的體積隨高度的增加也會不斷地增大，使胃腸壁擴張，而引起腹脹、腹痛等症狀。另外，因胃腸道內氣體經常被體溫條件下的水蒸氣所飽和，加上胃腸道壁的彈性對膨脹氣體的限制作用，以及部分氣體能從口及肛門排出等因素，體內氣體隨壓力降低而減少膨脹的倍數，並不完全符合波義耳定律所述的壓力—容積關係。

（二）高空胃腸脹氣的影響因素

1.飛行上升高度及上升速度

上升的高度愈高，氣壓降低愈多，胃腸道內氣體的膨脹也越大，高空胃腸脹氣的症狀也愈重；上升速度愈快，胃腸道內膨脹氣體愈來不及排出，高空胃腸脹氣的症狀也愈重。

2.胃腸道的機能狀態

在含氣的空腔器官中，以胃腸道與體外相通的管道為最長，所以腸道內氣體的排出受阻也較多。凡是能影響胃腸道通暢的因素（如便祕、胃腸道慢性疾病等），均會妨礙膨脹氣體的排出，從而加重高空胃腸脹氣的症狀。

（三）高空胃腸脹氣對人體的影響

1.機械性影響

由於胃腸道內氣體膨脹壓迫膈肌使其升高，呼吸動度受到限制，肺活量減少，嚴重時可發生呼吸困難。另外，由於腹內壓力增高，下肢靜脈血液向心臟的回流也將受到影響。

2.神經反射性影響

胃腸道管壁上有接受擴張刺激的拉長感受器，當胃腸道內氣體膨脹程度較輕時，拉長感受器接受的刺激較弱，一般不引起主觀感覺，最多只有腹脹或輕微的腹痛。大約從10,000m高度開始。由於氣體膨脹程度較大，特別是在排氣不通暢時，胃腸道也會被動地顯著擴張，此時拉長感受器受到較強的刺激，引起胃腸道反射性的收縮和痙攣，從而導致不同程度的腹痛。如果胃腸道管壁的擴張已能反射性地引起呼吸、循環等機能改變時，則對飛行工作能力會產生不良的影響；如果腹痛嚴重時，個別敏感者還會產生一系列植物神經機能障礙的症狀，如面色蒼白、出冷汗、脈搏徐緩、動脈血壓下降以致發生血管迷走性暈厥，此時會嚴重危及飛行安全。

（四）高空胃腸脹氣的預防

1.保證密封增壓座艙的良好功能狀態

通常情況下，民航客機艙內壓比艙外壓高出0.5kg/cm2，可減輕或消除胃腸脹氣的影響，因此，在起飛前應該經常檢查座艙的加壓密封設備，保證其處於良好的工作狀態。

2.自覺遵守生活作息和飲食衛生制度

注意飲食衛生，養成良好的飲食習慣，進食不宜太快，以免吞嚥過多的氣體；進餐要定時、定量，使胃腸活動機能保持正常，以利於消化而少產氣；嚴格遵守《中國民用航空衛生工作規則》規定，即飛行人員進餐半小時後方可參加飛行。

3.限制食用易產氣及含纖維素多的食品

飛行人員在飛行期間，應限制食用易產氣及含纖維素多的食品，如韭菜、芹菜、蘿蔔、扁豆、洋蔥、洋白菜、黃豆芽等；禁飲能產氣的飲料，如啤酒、汽水、大量牛奶等；控制食用含脂肪多或油炸的食物，少吃刺激性食物。

4.防治便祕

飛行前排空大、小便，保持胃腸道功能良好。

第二節 暈機病的病因分析及預防

暈機病（air sickness）是由於飛機飛行動作產生各種加速度作用於前庭器官所引起的一種綜合病症，又稱空暈病或航空病。民航旅客的發病率不高，一般為6‰左右。因為民航飛行重視舒適性，飛機儘量避免進入擾流區，客機上設置比較舒適的躺椅，環境布置也使人舒暢。軍事飛行則不可能有這些條件，因此發病率較高。暈機病會使飛行員精神渙散，工作能力下降，嚴重時，會使人極度疲憊，完全失去執行任務的能力。

一、主要症狀

主要是惡心、臉色蒼白、冷汗、嘔吐等。伴隨症狀有唾液增多、頭暈、頭痛、發熱和睏倦等。表現的症狀和輕重程度因人而異。

二、暈機病的發病機理

暈機病的發病機理目前尚未完全明了，但前庭器官和視覺系統的功能狀態在暈機病的發病過程中起著重要的作用，其他如皮膚壓力感受器和本體感受器有時也參與發病或使症狀加重。前庭器官的功能狀態在暈機病的發病過程中起著最重要的作用，一個有力的佐證就是前庭功能尚未發育成熟的小孩和喪失前庭功能的病人都不易患暈機病，而那些前庭功能「正常」但又不能適應過度強烈的刺激或者前庭功能亢進的人最容易患暈機病。此外，在飛行過程中，由於氣流不穩，使飛機上下顛簸，過度刺激內臟臟器和本體感受器，也可導致暈機病的發生。條件反射的形成對

本病的發病也有影響，如患暈機病比較嚴重的飛行人員，儘管是在地面，而且僅僅是聽到飛機發動機的響聲，也可以誘發出暈機病的症狀來。關於暈機病的發病原因，還有一種更新的理論就是「神經匹配不當學說」。該學說認為：人在飛行環境中，由視覺、前庭器官和其他機械感受器所接受的外界對身體的刺激訊息，與人們以往在地面上所形成的經驗不一致，是產生暈機病的原因。

三、暈機病的體育療法與藥物治療

1.飛行人員的暈機病防治

人的前庭功能的個體差異性很大，需要透過嚴格的醫學檢查來選拔前庭平衡功能不易發生暈機的人作飛行員。鍛鍊可以提高平衡功能的穩定性。定期執行飛行任務是維持穩定性的最好保證。地面鍛鍊的方法有主動的體育鍛鍊和被動的四柱鞦韆、旋轉和擺盪等。主動體育鍛鍊和被動鍛鍊相結合的方法，對於偶爾出現輕度暈機的飛行人員，以及對於因長期停飛以致飛行耐力下降而引起暈機的飛行人員效果較好。飛行員不宜用藥物預防暈機病，因為抗運動病藥物有抑制中樞神經的副作用。

目前，體育療法是用得最多的、國內外學者公認的用於治療飛行人員暈機病的有效方法。

體育鍛鍊的項目可分為全面鍛鍊項目和專項鍛鍊項目兩大類：

（1）全面鍛鍊項目。以全面增強體質為鍛鍊目的，主要包括跑步、跳高、跳遠、擲鐵餅、單槓、雙槓和籃球等。

（2）專項鍛鍊項目。以鍛鍊前庭功能為目的，主要包括旋梯、固定滾輪、活動滾輪、四柱鞦韆、搖頭鍛鍊、翻滾和墊上運動等。

體育鍛鍊的注意事項：

●進行旋梯鍛鍊時，要按照不同的方向交替進行。

●四柱鞦韆的鍛鍊要循序漸進，睜、閉眼交替進行。

●進行轉椅鍛鍊時也要注意順時針和反時針交替進行，並從低速開始，逐漸加快速度。

2.機上旅客的暈機病防治

（1）藥物防治。對於機上旅客，我們就不能奢望他們透過體育鍛鍊等方法來達到預防暈機病的目的後再來乘坐飛機了，但他們與我們飛行人員相比，最大的不同是不危及飛行安全。因此，我們可以給他們使用一些藥物來預防暈機病的發生（這種方法對於飛行人員執行飛行任務期間是不允許應用的），同時注意減少活動即可。這些藥物包括：氫溴酸東莨菪鹼膜劑（貼片）；茶苯海明（又叫乘暈寧或暈海機寧），50mg/片，25～50mg/次，6歲以下兒童減半，於乘飛機前半小時服用；鹽酸地芬尼多（又叫眩暈停），25mg/片，25～50mg/次，於乘飛機前半小時服用。

（2）其他防治方法。乘機前的頭一天晚上，保證充足的睡眠休息，第二天乘機有充沛的精力。

●應在飛機起飛前1小時，至少也要提前半小時口服暈機寧。

●儘量挑選距發動機較遠又靠近窗的座位，能減少噪音和擴大視野。

●在空中應儘量做一些精力集中的事和活動。如看書、聊天、聽音樂等。

●保持空間定向是十分重要的。視線要盡可能放遠，看遠處的雲、山脈和河流，不要看近處的雲。

●一旦發生暈機，在較輕的情況下，仍然不要中斷集中精力的事和定向遠眺，如果較重，應該安靜、坐穩，最好是仰臥、固定頭部。

●防止條件反射。發現左鄰右舍的旅客，有跡象要嘔吐應立即離開現場，避開視線。

第三節 航空性疾病的預防

一、航空性中耳炎

（一）航空性中耳炎的症狀及發病機理

乘坐飛機時，有些人會出現一些不舒服的感覺。比如：耳內悶脹、聽力下降、耳痛或者耳鳴等，還有一些人會有眩暈、天旋地轉，同時伴有惡心嘔吐等。專家建議，乘客自己應提早做準備，防止發病。醫學上把這種現象稱之為「航空性中耳炎」。

要知道航空性中耳炎是怎麼回事，首先還得從耳的解剖結構說起。耳由外耳、中耳和內耳三部分組成。在人的中耳與鼻咽部之間有一彎形而狹窄的管道，稱為耳咽管（又名咽鼓管），此管一端開口於中耳鼓室前壁的外上方，一端開口於鼻咽側壁。近鼓室腔側1/3為骨性支架，接近鼻咽側2/3為軟骨支架。中耳腔為一含氣的空腔，外藉鼓膜與外耳道相隔，內借耳咽管與鼻咽部相通，所以耳咽管是中耳腔與外界聯繫的唯一通道。耳咽管平常呈關閉狀態，只有在一定條件下（如打哈欠、吞嚥等）才開放，而且具有單向活門的特點。

耳咽管具有保持中耳腔與外界氣壓的平衡和排除中耳分泌物的功用。平時在耳咽管通氣功能良好的情況下，當中耳腔內壓力相對增高時可以沖開耳咽管逸出一部分氣體，使中耳腔內外壓力（也可看作鼓膜內外壓力）達到平衡。但當中耳腔壓力相對降低時，外界氣體就不能沖開耳咽管進入中耳腔，此時就要靠做主動通氣動作才能使空氣進入中耳腔，使鼓膜內外壓力達到平衡。

大氣壓力是隨著海拔高度的增加而減低的。在航行中，飛機上升或降落時，座艙內的氣壓就發生相應的變化，含氣腔的氣體也就隨之擴張或縮小。一般在耳咽管通氣功能良好的情況下，當機升或降時，透過耳咽管的調節和人為地做主動通氣動

作，就可保持鼓膜內外壓力平衡，此時僅有耳脹感或輕微的聽力障礙，但不會造成耳部損傷。如果中耳腔內外壓不能迅速取得平衡，就會產生各種症候群，統稱為氣壓損傷。傷及中耳腔的稱為航空性中耳炎。若鼻咽部有炎性腫脹，或因腫大的腺體或腫物壓迫而使耳咽管的開口堵塞，或當飛機升、降時未做主動通氣動作等，就會因大氣壓增減的影響，造成鼓膜內外壓力不平衡，導致鼓膜內降或外凸，乘飛機者便感到耳內疼痛，同時可伴有耳鳴、眩暈、惡心嘔吐等症狀，甚至會出現鼓膜出血。

航空性中耳炎是在氣壓急劇改變的特定環境中造成的損傷。其病理因素主要是上呼吸道感染、鼻腔的變態反應性病及其他慢性炎症。主要症狀為鼓膜內陷、充血、鼓室內血管擴張，黏膜腫脹，漿液或血液聚積，產生劇烈耳痛，伴有聽力障礙或耳鳴，嚴重時可發生鼓膜破裂或出現眩暈，引起失聰。臨床上因航空性中耳炎而致停飛者占耳鼻喉科病停飛人數的22.4%，占整個醫學停飛人數的2.2%，所占比例較高。故該病的檢查治療備受醫護人員重視，同時也對護理工作提出了較高的要求。

（二）導致航空性中耳炎發病的因素

1.飛機的飛行高度

不同高度的大氣層密度不同，越接近地面，密度越大，故當飛機下降率相同時，越接近地面，氣壓增加率越大。一般來說，中耳氣壓性損傷多發生在4,000m以下，以1,000～2,000m高度為多。

2.飛機的下滑率

單位時間內飛機下降的高度越大，鼓室內、外壓差也越大，發生航空性中耳炎的機率越大，特別是在軍事航空中作高速率、大下滑角的下滑和俯衝或特技飛行時更是如此。有增壓座艙的飛機，在飛行中艙內壓力的變化雖較艙外壓力的變化緩和，但由於噴氣式飛機的運動速度大，氣壓性損傷仍經常發生；在著陸下滑時，飛行人員注意力高度集中在操縱飛機上，特別是缺乏主動做咽鼓管通氣動作訓練的新

飛行人員，較易發生中耳氣壓性損傷。

3.上呼吸道感染

上呼吸道感染常引起咽鼓管咽口周圍黏膜組織充血、水腫，從而影響咽鼓管的開放而導致氣壓性損傷。

（三）航空性中耳炎的預防

1.調節鼓膜內外壓力平衡做吞嚥動作，促使耳咽管主動通氣，以調節鼓膜內外的壓力平衡。當飛機在飛行中尤其在下降之時，每當耳有脹滿感或聽力稍受影響時，及時做吞嚥口水，或做捏鼻閉口吹張（鼓腮），或嚼糖果（泡泡糖、口香糖），或喝些飲料，這樣可使耳咽管口短暫地開啟，使中耳腔內的壓力與外界氣壓保持相對平衡，從而可預防航空性中耳炎的發生。嬰幼兒的耳咽管較短，且鼻腔部常有黏液阻塞，當飛機快速上升或突然下降，氣壓急劇變化時，對耳部的刺激更大，常因耳部疼痛不適而哭鬧不安。所以，如果攜帶嬰幼兒乘坐飛機，應準備好飲料和奶瓶，在飛機升降時用奶瓶給嬰幼兒餵飲料，若是稍大一些的孩子可教其做吞嚥動作。如果因疏忽未帶奶瓶或飲料，母親可給嬰幼兒哺乳或讓其吃些食品。

2.患有耳、鼻部炎症或感冒者暫勿乘機。鼻竇炎、中耳炎、耳咽管黏液阻塞等疾病的人，如果乘坐飛機旅行，則更容易發生航空性中耳炎。得了感冒，鼻咽部黏膜充血、水腫、分泌物增加，可使耳咽管鼻咽側壁的開口堵塞，有時即使盡力做吞嚥動作，也不易使耳咽管開放，亦容易引起航空性中耳炎。因此，凡患有上述疾病而病情較重者，注意暫時不要乘坐飛機。曾有一乘坐飛機的旅客因正患感冒，當飛機起飛後上升爬高時，他感到耳中轟轟直響。聽力下降，然後是逐漸加重的耳脹、耳痛，飛機著陸後，發現其鼓膜已穿孔。但如果患鼻炎或感冒等病的症狀輕微，則可以乘飛機旅行。不過，應在登機之前，使用滴鼻淨以收縮血管，改善通氣狀況，並注意做吞嚥動作，以防止炎症影響耳咽管或中耳，引起航空性中耳炎。

3.若患航空性中耳炎，應積極治療。可用1%～2%麻黃素或1%快麻液點鼻，使耳咽管管口黏膜血管收縮，管口開放；然後做耳咽管吹張通氣治療（耳鼻喉科有此

設備），以促使中耳腔內與外界氣壓恢復平衡；還須應用抗生素（如吡　酸每次0.5克，每日3～4次口服）、激素（如強的松5～10毫克，每日3次口服）等治療。

需要注意的是航空性中耳炎也可發生在乘火車旅行的過程中。中國鐵路有相當一部分在落差很大的崇山峻嶺或高原地區，有的路段可在海拔3,500　公尺以上，隨著列車運行速度的不斷加快，在這樣區段行駛時，氣壓變化的幅度、速率都將會明顯增加。車行此間時，有必要提醒乘客要保持清醒狀態，不斷做吞嚥動作，尤其是感冒患者，更應多加注意。

二、航空性鼻竇炎

在飛行中，飛行上升或下降使座艙內和鼻竇腔內氣壓急劇變化，造成鼻竇口阻塞，易引起劇烈頭痛。這種症狀被稱為航空性鼻竇炎。

鼻竇是與鼻腔相近的含氣空腔，左右對稱，共有4對。正常情況下，無論在飛機上升減壓或下降增壓過程中，鼻竇向鼻腔的開口都可保證空氣自由出入，使竇庭內、外氣壓保持平衡。如果因為竇腔黏膜發炎腫脹或有贅生物存在而造成阻塞，在飛機上升減壓時，竇腔內形成正壓，一般能沖開阻塞，使部分氣體逸出，從而使竇腔內、外壓力基本保持平衡，極少發生氣壓性損傷；當下降增壓時，竇腔內形成負壓，竇口附近的阻塞物被吸附，竇口發生阻塞，這時阻塞物起活瓣作用，外界氣體不能進入竇腔內，會引起竇腔黏膜充血、水腫、液體滲出，黏膜剝離，甚至出血等，並產生疼痛，此即航空性鼻竇炎。航空性鼻竇炎一般多見於額竇，因為額竇含氣量多，且與鼻腔相通的鼻額管細而長。上頜竇的含氣量雖然比額竇還要多，但它與鼻腔的開口比額竇要多，而且呈短管形，所以很少發生損傷。篩竇含氣量少而開口多，蝶竇的開口最多，故它們均不易發生損傷。本病與航空性中耳炎相比，其發病率要低得多。

預防：上呼吸道感染患者嚴禁飛行；患有鼻及鼻竇的急、慢性疾病時，應及時去航醫室就診矯治；在飛機下降增壓過程中，如果出現鼻竇區壓痛，在條件許可的情況下可復飛至原來的高度，然後再緩慢下降。

<h2 style="text-align:center">三、航空性牙痛</h2>

乘飛機高空飛行時，受到大氣壓力改變的影響，可能會引起牙痛，醫學上稱之為航空性牙痛或氣壓性牙痛。這是一種由氣壓改變引起的牙髓疾病。

一般來説，只有牙病才會引起牙痛。但有時在陸地上雖有牙病卻並不覺得疼痛，或只有很輕的症狀，而在飛行過程中則症狀會加重，疼痛加劇。有關研究發現，坐飛機發生氣壓性牙痛的人，大部分有輕度的牙髓病變而沒有自覺症狀。另外，牙根尖炎、深大的齲洞、重症牙本質過敏、阻生牙等疾病，在遇到氣壓改變時，也都會產生明顯的疼痛。齲齒繼發牙髓損傷，髓腔內壓力降低，殘留氣體膨脹，壓迫血管，常是引起牙痛的主要原因。牙本質過敏、牙周炎、冠周炎等也可能引起航空性牙痛。

航空性牙痛多見於軍事飛行人員，因為軍用飛機飛行高度較高，氣壓變化大。疼痛特點是以病牙為中心，向耳周圍或頜骨處擴散。一般民航客機氣壓變化慢，旅客如果沒有牙齒疾病（如齲齒、牙髓炎）及牙周疾病（如牙周炎、牙周膿腫），乘坐飛機時是不會發生航空性牙痛的。

防治：飛行人員若患有齲齒，應及時去醫院牙科就醫。旅客一旦發生航空性牙痛，可以服用一些止痛藥。患有深度齲齒、牙周膿腫及急性上頜竇炎的病人，最好等疾病治癒後再乘飛機旅行。齲齒經過充填治療後，牙髓敏感性更高，因此在補牙後4小時內最好不要乘飛機旅行。值得注意的是，原來沒有牙痛症狀者，如果出現氣壓性牙痛，最好到牙科做仔細檢查。

本章小結

本章主要對航空飛行中常見的高空缺氧症、高空減壓病、高空胃腸脹氣、暈機病及航空性中耳炎等疾病作了詳細的介紹。透過本章的學習，對於這些常見疾病應該瞭解其發病機理；清楚對人體的影響；掌握其影響因素；熟練掌握有效地預防方法。

透過本章的學習，對於飛行人員在長期的飛行工作中，有效地預防與避免這些常見疾病的發生有一定的幫助作用。

思考與練習

1.缺氧的高度分區有哪幾個？對人體有何影響？夜間視力開始出現障礙的高度是多少？影響缺氧耐力的因素有哪些？

2.影響高空減壓病的因素有哪些？高空減壓病有哪些主要的表現？如何預防？

3.影響高空胃腸脹氣的因素有哪些？對人體有哪些影響？如何預防？

4.暈機病有哪些主要表現？如何治療？

5.咽鼓管有什麼作用？

6.航空性中耳炎的發病機理是什麼？影響航空性中耳炎發病的因素有哪些？如何預防？

第三章 航空飛行與心理保健

導讀

本章主要介紹飛行人員心理衛生對航空飛行產生的影響。在對一些基本概念作出介紹後，分析了三種常見的心理衝突形式；介紹了挫折產生的條件、原因及引起的心理反應；較為詳細地闡述了在飛行人員中較為常見的心理壓力現象；分析了一些常見的神經性疾病的症狀和主要特點。

學習目標

透過本章的學習，應瞭解和掌握以下主要內容：

知識目標

1.心理衝突：掌握心理衝突的三種常見形式，瞭解三種心理衝突的主要特點。

2.挫折：瞭解挫折產生條件，清楚導致挫折的主要原因，掌握挫折所引起的主要心理反應。

3.心理壓力：瞭解飛行常見的心理壓力反應；瞭解由心理壓力所引起的生理和心理反應；掌握解決飛行壓力障礙的主要方法。

技能目標

1.掌握心理衝突的具體解決辦法。

2.掌握在遭遇挫折後，擺脫其影響的具體方法。

3.掌握如何在航空飛行中有效地避免心理壓力的方法，以及在出現心理壓力後應採取的主要措施。

本章導言

飛行人員都是經過嚴格的醫學和心理學選拔、適合於從事飛行職業的人員。但由於其工作空間狹小，接觸的人員少，飛行任務重，與親人團聚的時間少，轉升機型或晉升的競爭壓力大，以及職業優越感和現實生活中的挫折之間的矛盾衝突，因身體、年齡或其他因素停飛等職業特點，使飛行人員的心理問題並不少見。帶有心理問題的飛行人員，若未能及時發現並加以解決，不僅影響自己的工作，有時還會造成安全上的隱患。因此，應高度重視飛行人員的心理問題。

第一節 常見心理疾病的分析與防治

一、心理衝突

人類大多數的行為都是意志行為，即是有目的的行為。有時候在同一時間內人們會有多種需要或者滿足需要的願望，從而產生多種目的，如果這些願望和目的互不相容，就會造成心理衝突。

常見的心理衝突包括以下三類。

（一）雙趨衝突

雙趨衝突（approach-approach conflict）系對兩個具有差不多等同吸引力的正價的目的物（兩個有利無害的目標）之間作出選擇時所發生的心理衝突。

例如，一個人同時收到兩項具有同等吸引力的工作邀請，對其中一項的選擇，意味著對另一項的拒絕，於是，這個人處於一種猶豫不決的衝突狀態。這也是勒溫所設想的三種基本衝突類型之一。其特點在於這種衝突的平衡是不穩定的。當某人向一目標移動時，便出現一種目標梯度效應，這時，較近目標的吸引力增強，而遠離目標的吸引力下降，處於一種不平衡狀態，會迅速被吸引到趨向較近的目標。

雙趨衝突對人心理擾亂作用的大小取決於兩個目標對當事人吸引力的大小和作出選擇所需要的時間的長短。兩個目標的吸引力越大，選擇所花的時間越多，對人的影響便越大。

一般說來，雙趨衝突不難解決，只要稍稍增大一個目標的合意程度（把它想像得更好些），便會使人趨向這一目標，從而使衝突得以解決。

（二）雙避衝突

雙避衝突：指必須在希望迴避的兩種事物間迴避一種事物時的矛盾和衝突。生活中人們常用「前怕狼，後怕虎」來形容這種現象。這是一種既趨向又迴避的心理狀態，比較複雜。趨向的動機和迴避的動機接近平衡，難以選擇。如果吸引力大於應迴避的力量，就趨向；反之則迴避。

隨著人們在時間上或空間上一步步地靠近某一結果，人們就越能看到它不好的一面，就越怕接受它，這時躲避這個結果的願望也就越強烈。一般來說，雙避衝突比雙趨衝突對人的健康危害要大，也更難以解決。

雙避衝突的解決有賴於其他外界因素的出現。

（三）「趨一避」衝突

「趨一避」衝突是指既想達到某個目標又不想付出某種代價，而兩者又不能同時實現，因而內心產生矛盾的情況。

「趨一避」衝突在一定程度上還可發展成雙重趨避式衝突。雙重趨避式衝突指如果有多個目標，每個目標對自己都有利也都有弊，反覆權衡拿不定主意時的矛盾心情就是雙重趨避式衝突。

「趨一避」衝突是最平常的心理衝突。人的一生中有許多目標往往是一方面令人嚮往，而另一方面卻又需要人們為之付出一定的代價或者需要冒著一定的風險。當人們距離目標還很遙遠時，往往容易看到目標誘人的一面，而忽略或低估其危險性和自己必須為之付出的代價，這就促使人們懷著信心去逼近目標。但是，隨著目標的接近，人們也會感到為實現這一目標所付出的代價越來越大，或者危險性越來越明顯，此時遠離目標的傾向將迅速發展，不少人會因此而退縮，最終放棄對目標的追求。

「趨一避」衝突的解決辦法：

1.改變認知評價。多想目標美好的一面，從而使趨的傾向壓倒避的傾向；或者多考慮實現目標的困難，使避的傾向壓倒趨的傾向。

2.利用酒精或者服用某些藥物等方法來降低或削弱避的傾向，人們常用飲酒來壯膽就是這一解決方案的具體體現。

3.將目標轉向與原目標類似的另一目標。

心理衝突常常發生於兩種對立的動機並存時。日常生活中是常見而又最難以解決的。

動機衝突包括：

● 獨立與依賴；

● 親近與疏遠；

● 合作與競爭；

● 衝動表達與社會道德準則。

現實生活中的心理衝突是十分複雜的，往往同時包含上述四種基本衝突。心理衝突若不能獲得解決便會造成挫折和心理壓力，從而影響我們的健康。我們只有正確認識這些心理衝突，在日常生活中逐步培養應對這些心理衝突的意志和能力，並學會用自己、他人和社會的幫助來解決各種心理衝突，才能保持自己的身心健康。

二、挫折

挫折是社會生活中普遍存在的一種客觀現象，它不僅妨礙工作效率，也妨礙人們的身心健康。因此，研究挫折理論，正確分析挫折產生的原因及其性質、影響，並以適當的方法進行妥善處理，對於提高工作效率，激發工作效率，加強企業管理，都有直接的作用。

從心理學上分析，人的行為總是從一定的動機出發，經過努力達到一定的目標。如果在實現既定目標的過程中，碰到了困難，遇到了障礙，就會產生挫折。挫折會產生各種各樣的反應，表現在心理上、生理上會有變化，遭受嚴重挫折後，個人會在情緒上表現憂鬱、消極、憤懣；在生理上，會表現血壓升高、心跳加快、易誘發心血管疾病，胃酸分泌減少，會導致潰瘍、胃穿孔等。

（一）挫折產生的條件

1.主體必須具有某種動機和目標。

2.為達到目標，有滿足需要的手段或行動。

3.通向目標的道路上碰到不能克服又不能超越的障礙，構成挫折情境。

4.客觀障礙存在，還必須有主觀的知覺，否則，不能構成挫折情境。

5.對挫折情境的主觀知覺和體驗，產生心理緊張狀態和情緒反應。

（二）導致挫折的原因

挫折的產生是不以人們的主觀意志為轉移的。心理學主要是從人的內心感受方面來研究挫折或挫折行為的。挫折具有兩重性，挫折是壞事，使人或痛苦、失望、一蹶不振，或意志失控、情緒低落，或完全喪失意志。但挫折也對人產生教育作用，使人吸取教訓，磨煉意志，逆境奮起。

從不同角度來分析，挫折產生的原因各不相同，但綜合分析，有兩方面原因：

1.客觀原因

客觀原因又稱外因或環境因素。客觀原因又分為自然因素和社會因素兩類。自然因素是指不可抗拒的自然災害。社會因素產生的挫折是指個人在社會生活中受到政治、經濟、法律、婚姻、風俗、習慣、宗教、道德等的限制產生的挫折。

2.主觀原因

引起挫折的主觀原因分為生理和心理兩個方面。個人的生理原因是人的身材高低、胖瘦、五官長相及所從事的職業，所追求的目標帶來的限制。個人的心理原因，主要指個人的能力、智力、反應能力不符合要求，而產生挫折心理反應。個人

心理上形成的挫折更為複雜，是多種原因造成的，而不是單一的原因。

（三）挫折引起的心理反應

由於挫折情景常常會導致心理壓力，因此，對挫折的心理反應與壓力導致的心理反應是類似的。挫折是一種消極的情緒狀態，包括憤怒、敵對、焦慮、恐懼、憂鬱、沮喪、失望、無助和淡漠等。在挫折條件下，人們可以表現出正確的應對、逃避、攻擊以及心理防禦反應等。

1.針對挫折的原因，找到克服障礙或者妥協的辦法

在面對挫折情境時，人們變得更加努力，透過對挫折情境的仔細考察和分析，權衡利弊，最後找出克服障礙的方法；充分利用自己的經驗，爭取他人和社會的支持，最後克服障礙；在主、客觀條件不具備時，能靈活地調整自己的目標，暫時妥協，或者採取折中的辦法。

2.逃避反應

面對挫折，有的人不是採取冷靜分析、正確應對的方法，而是採取用酒精、毒品等來麻醉自己，使自己暫時脫離挫折情景。

3.攻擊行為

攻擊的對象可能是使自己受挫的人或事，也可能轉移到與此無關的人和事上，前者稱為直接攻擊，後者稱為轉向攻擊。

如果一個人認為受挫的原因是自己的侷限性，則會將攻擊指向自身，這種攻擊行為可以表現為自責、自恨、自怨，甚至自傷和自殺；如果一個人認為受挫的原因是別人造成的，便會攻擊別人。由於人格特徵的不同，有的人遇到挫折時，傾向於攻擊自己，此為「內懲型」；而有的人則傾向於攻擊別人，此為「外懲型」。

人類大多數的攻擊反應是正常的行為反應，具有緩解內心緊張與痛苦的作用，但攻擊一般不能消除實現目標的障礙，甚至反而使問題更加複雜化，從而妨礙目標的實現。心理諮詢和心理治療的目的就是將病人的憤怒、敵意和攻擊引導到有利於目標的實現和病人身心健康的軌道上來，透過比較健康的方式加以疏導。

（四）解決挫折的方法

挫折是每一個人都會遇到的，不同的人對挫折反應是不一樣的。每一個人遭受挫折，必然有所動作，以求解脫挫折帶來的心理壓力和煩惱，那麼，應該如何面對挫折心理呢？其方法有：

1.合理宣泄

心裡有委屈和怒氣以平緩的方式向人傾訴；有疙瘩和誤會要開誠布公地交換意見；有意見和矛盾擺事實講道理，以理服人；必要時也可在適當的場合大哭一場，釋放能量，消消氣。

2.理智消解

挫折後先冷靜理智地反省，失敗後清醒地總結教訓，擴大理性思考，強化合理信念，就可以調節自己的情緒和行為，預防不良行為的發生。

3.替代昇華

將挫折變為一股進取的力量，釋放到有利於社會的替代行為目標上去，並竭力實現這個崇高的目標。這是一種高級的情感宣泄方式。

4.注意轉移

當挫折後，全面考慮，從長計議，用好的有利的一面來安慰自己。

三、心理壓力

（一）飛行人員常見的壓力源

1.定義

壓力源是指能引起全身性適應綜合症或局部性適應綜合症的各種因素的總稱。

2.分類

（1）根據其屬性，可將壓力源分為四類：

●軀體性壓力源，指作用於人的機體，直接產生刺激作用的刺激物，包括各種理化和生物刺激物和疾病等；

●心理性壓力源，包括人際關係的衝突，身體的強烈需求或過高期望，能力不足或認知障礙等；

●社會性壓力源，包括客觀的社會學指標經濟、職業、婚姻、年齡、受教育水平等差異和社會變動性與社會地位的不合適，客觀的社會學指標的變遷，個人的社會交往、生活、工作的變化，重大的社會政治、經濟的變動等；

●文化性壓力源，即因語言、風俗、習慣、生活方式、宗教信仰等改變造成的刺激或情境。

（2）根據社會生活情況，將壓力源分為：

●生活事件（life events）；

●日常生活中的困擾；

●與工作相關的壓力源；

●環境壓力源。

（3）根據事件對個體的影響，將壓力源分為：

● 正性生活事件（positive　events），指對個體的身心健康具有積極作用的事件；

● 負性生活事件（negative events），指對個體產生消極作用的不愉快事件。

（4）根據事件的主客觀性，可將壓力源分為：

● 客觀事件（objective　events），即不以人們的主觀意志為轉移，他人也能明顯體驗到的事件，包括生老病死和天災人禍等。這些事件能引起強烈的急性精神創傷或是延緩壓力反應，即創傷後壓力症候群（post traumatic stress disorder，PTSD）；

● 主觀事件（subjective　events）有時難以被其他人所體會和認同，包括人際矛盾、事業不順、負擔過重等。但這種劃分是相對的，很多事件既具有客觀性又具有主觀性。

3.飛行人員常見的壓力源

（1）外部物質環境。外部物質環境包括自然的和人為的兩類因素。屬於自然環境變化的因素有寒冷、酷熱、潮濕、強光、雷電、氣壓等，可以引起凍傷、中暑等反應。屬於人為的因素有大氣、水、食物及射線、噪音等方面的汙染等，嚴重時可引起疾病甚至殘廢。

（2）個體的內環境。內、外環境的區分是人為的。內環境的許多問題常來自於外環境，如營養缺乏、感覺剝奪、刺激過量等。機體內部各種必要物質的產生和平衡失調，如內分泌激素增加，酶和血液成分的改變，既可以是壓力源，也可以是壓力反應的一部分。包括各種理化和生物學刺激物，例如：航空噪音、航空振動、加速度、宇宙輻射、高空缺氧、航空毒物和藥物；生理、病理性壓力源：如睡眠障礙、低血糖以及各種疾病等。

（3）心理社會環境。大量事實說明，心理社會因素可以引起全身性適應綜合症，具有壓力性。尤其親人的離喪常常是更加令人注意的壓力源，因為在悲傷過程中往往產生明顯軀體症狀。如對不幸的預期、心理衝突和挫折情景、各種考試、上下級或同事之間關係緊張、結婚、夫妻生活不和諧、離婚、親人生病或死亡、子女升學或就業等。

（4）職業性壓力源。例如，飛行活動需要長時間的注意力集中，以便隨時對變化的空中、地面及座艙內的訊息進行分析、判斷和處理，即由於飛行人員精神高度緊張導致的飛行疲勞；自西向東的跨一定時區的長途飛行所導致的時差效應；由於航空技術日新月異，飛行人員轉升機型在所難免，但由於過去已經形成的飛行技能可能對新技能的形成起阻礙作用（技能的負遷移）而導致的學習困難；空中突發事件，如無線電通信障礙、迷航、發動機突然停止、降落時起落架卡阻、兩機危險接近或與其他飛行物相撞等；同事的飛行事故；由於醫學條件、年齡或技術等原因停飛等。

當壓力源作用於個體時，個體會根據其已有的知識和經驗進行判斷，如果認為自己不能對這個壓力源的要求作出適當的反應，並進而認為這將會給自己帶來不良的後果時，便會進入壓力狀態，再由此而產生一系列生理和心理的不適應性反應。

（二）壓力所引起的生理反應

面臨壓力源，處於壓力狀態中的有機體，在體內出現一系列的生理、神經生理、生化、內分泌、代謝、免疫過程的變化。

1.壓力引起體內分泌的變化

壓力源影響多種內分泌的活動，首先是邊緣系統（內臟腦）作用於神經內分泌的轉換中樞——下丘腦，下丘腦釋放促腎上腺皮質釋放素（CRH）、血管升壓素、催產素；而垂體除釋放促腎上腺素（ACTH）外，還有生長激素、泌乳素、促甲狀腺素、內啡肽、腦啡肽等，一些代謝性內分泌（胰島素、胰高血糖素）也參與壓力過程。

2.壓力與中樞神經系統

大腦是形成心理壓力的源頭，大腦調控壓力反應，大腦同時也是壓力激素的靶器官。

壓力源進入大腦，即激活神經細胞，引起不同形式的、與刺激源相關而各具特殊性的神經活動。神經細胞內的基因活動同樣受環境訊息所控制，受循環中的內分泌激素所調節。腦神經細胞即有腎上腺素、性激素和甲狀腺素受體。類固醇和甲狀腺素受體可調節基因表達過程，也就是說，心理壓力過程中產生並在體液中循環的某些激素，可以作用於大腦神經細胞，改變基因表達。

3.壓力與植物神經系統

壓力也會使植物神經系統發生若干變化。壓力使垂體腎上腺軸活動增強，兒茶酚胺與皮質類固醇血漿水平升高，使胃酸與組胺分泌增加，胃蠕動增加，胃黏液分泌減少，胃黏膜層微循環紊亂與胃黏膜能量代謝的缺陷，氧自由基形成等（Tache，1991）是形成潰瘍的機制，但切除了腎上腺後約束制動的小鼠中仍形成了潰瘍，抗膽鹼藥物有阻止潰瘍形成的作用，說明在潰瘍形成的機制中，皮質類固醇的作用不是必要的，副交感神經系統也起一定的作用。

壓力初期為交感興奮，降低了胃黏膜的自身保護能力，繼而副交感興奮，酸度增加，作用於保護能力下降的胃黏膜，形成潰瘍。

（三）壓力所引起的心理反應

不同的人對同一壓力源、同一個人對不同的壓力源以及同一個人在不同時期對同一壓力源都可以有不同的心理反應。

這些心理反應一般分為三類：認知反應、情緒反應和行為反應。通常，在壓力源的作用下，個體會首先產生認知評價，進而出現情緒改變，最後選擇和實施應對策略。後者既可體現為行為改變，還可反過來體現為認知改變。

1.認知反應

包括注意力不能集中，注意的範圍受限；記憶力減退；思維和理解問題困難；計算、選擇和決策困難等。

2.情緒反應

情緒反應又叫情緒壓力，包括焦慮、憂鬱、恐懼和憤怒。

焦慮是一種恐懼不安、不愉快的情緒體驗。它是人們尚未接觸壓力源，危險或威脅還較模糊時所產生的情緒反應，也是心理壓力下最常見的反應。適度的焦慮可以提高人的警覺水平，促使人們用適當的方法應對壓力源，從而更好地適應環境；但過度的焦慮則是有害的，因為它會妨礙人們準確地認識、分析和判斷自己所面臨的挑戰，進而影響人們做出正確的決定。

憂鬱是指一組包括悲觀、悲哀、失望和絕望等消極低沉的情緒體驗。該情緒體驗常常由「現實喪失」或「預期喪失」所引起，如患病（失去健康）、衰老（失去青春）、親人死亡、失業、不被重用（失去機會）、高考落榜和子女離家出走等。這類情緒反應的強弱取決於當事人賦予所「喪失」東西的主觀價值。

恐懼是指一種企圖擺脫某種特定危險的逃避情緒。它多發生於身體安全和個人價值受到威脅時，此時個體又認為自己無力克服這種危險，所以試圖迴避。對身體安全的威脅多來自於軀體性刺激物，如理化和生物刺激物以及疾病等；對個人價值和信念的威脅多來自於社會刺激物，如人際關係緊張、考試失敗、失業等。

憤怒是一個人在追求目標的道路上遇到障礙、受到挫折時的情緒體驗。如果一個人認為這一目標是值得追求的，而障礙又是不合理的、惡意的或有人故意設置的，便會產生憤怒的情緒。

憂鬱、恐懼和憤怒等情緒反應可以嚴重地損害人的認知功能，有時候在這些情緒體驗和認知功能之間還可以形成惡性循環，使人陷入難以自拔的困境中。此時，

一個人會覺得活著沒有價值或意義，從而喪失活動的能力和興趣，甚至產生自恨、自責和自殺。而自我防禦機制和社會支持有助於幫助這些人走出困境，擺脫危機。

3.行為反應

行為反應包括有意識的行為反應和心理防禦機制兩種。

人們常常會有意識地採取一些行動來減輕或消除壓力所引起的身心上的不適，這就是有意識的行為反應。有意識的行為反應常常包括：

（1）迴避。當面對危險時，採取迴避的措施，以免受到傷害。如「三十六計，走為上計」。

（2）宣泄。當遇到挫折時，向親朋好友或者醫生傾訴，可以造成緩解心理壓力的作用，使自己的情緒和身體狀況逐漸恢復正常。

（3）物質濫用。有的人在遇到挫折時借助香煙、酒精或毒品來麻醉自己，以緩解內心的不安。

（4）幼稚的戲劇性行為。有的人在遇到挫折時透過一些幼稚的戲劇性行為來引起周圍人的關注，以博得別人的同情，或者得到賠償。

（四）飛行壓力障礙

在飛行活動中，突然出現的壓力源可能降低我們飛行人員的活動水平，使其意識狹窄，行為刻板，表現出對壓力源無能為力，這就是飛行壓力障礙。飛行壓力障礙常常表現為以下幾個方面：

（1）認知能力的改變。如注意的範圍越來越窄；對本已掌握的飛行技術表現出遺忘；思維緩慢，甚至發呆；對各種儀表訊息的綜合能力越來越低；有意識地忽略一些自認為不太重要的工作以適應過重的工作負荷等。

（2）行為反應。如飛行中的錯、忘、漏動作增多；肌肉緊張、震顫甚至僵硬，導致動作粗猛或不協調等。

（3）飛行恐懼症。屬於精神官能症的一種，表現為對飛行職業的極度恐懼。

（五）心理壓力對健康的影響

1.適度的心理壓力對人的健康和功能活動有促進作用

　　壓力對人們生活有益影響，至少發現兩個方面。首先，適當的壓力經歷是人心理和身體得以健康發展的必要條件，童年期壓力經歷可以培養和提高個體在後來生活中的應付和適應能力，從而可以更加有效地對抗和耐受各種緊張性刺激物致病因素的侵襲。其次，適當的壓力又是維持人正常的心理和生理功能的必要條件。

　　如果人的身體的健康成長和發育離不開軀體性刺激，那麼，心理社會性刺激一定是人心理功能發展的必要條件。健全的人格和適應生活變化的良好功能是心理健康的標誌之一，它們是在長期的社會生活和實踐中逐漸形成的；在這過程中，充實的心理社會環境起著十分關鍵的作用。

　　適度的壓力也是維持人們正常的心理功能和生理功能的必要條件。人在生活過程中總會碰上各種矛盾，遭受各種緊張因素的襲擊。解決矛盾、應付挑戰既可引起緊張、勞累、苦惱和痛苦，也可為人們帶來成功的喜悅、輕鬆與歡樂。沒有緊張，就無所謂鬆弛；沒有痛苦，就難以體味到幸福。

2.持續的、超過人的應對能力的心理壓力會損害人的健康

　　心理壓力對人健康的消極影響是它的主要方面。心理壓力會引起一系列的心理和生理反應，這些反應如果比較強烈，就會以臨床症狀和體徵的形式出現，並成為人們身體不適、虛弱、精神疾病的根源和就醫尋求幫助的原因。心理壓力對健康的消極影響主要表現在以下三個方面：

（1）心理壓力可以致病。急性心理壓力可以引起：

●急性焦慮反應：急性焦慮反應的主要特徵包括極端不安、煩躁、心慌和改變換氣等症狀。當事者往往以為自己得了重病，為此極為憂慮，情緒反應強烈，相反又會加重軀體症狀，以致形成惡性循環。如果得不到醫生的正確診斷、處理和情緒支持，常常會導致生活能力的喪失或者造成某些軀體和精神疾病。

●血管迷走反應：血管迷走反應發生於急性事故、傷害和劇烈疼痛與嚴重的情緒紊亂後。典型特點是軟弱、頭暈、出冷汗，之後是意識喪失。這些症狀的產生是由於迷走神經的過度激活，造成血管擴張、心率減慢，心輸出率和血壓下降，從而造成腦血流量急劇減少。

●過度換氣綜合症：表現為窒息感、胸部壓迫感、心悸、呼吸困難、眩暈、昏厥、指端麻木以及手足抽搐和痙攣等。與過度換氣造成體內二氧化碳丟失導致的呼吸性鹼中毒有關。

●此外還有緊張性頭痛、胃病、歇斯底里、憂鬱性精神官能症、恐懼症等情感障礙和精神分裂症的表現。

（2）心理壓力可以加重已有的疾病或使這些疾病復發。心理壓力條件下的心理、生理反應，特別是較強烈的消極反應，可加重一個人已有疾病的病情，或造成其復發。如一個高血壓病病人常常會在其發生家庭糾紛時使病情加重，一個冠心病病人可能會在搓麻將「槓上花」或「海底撈」時發生心肌梗塞而不治身亡，一個已經治癒的精神病病人會在其失戀或離婚時再次發病。

（3）心理壓力可以導致對疾病的易感狀態。心理壓力是社會因素損害人體健康的一個重要途徑，它主要是作為一種非特異性的致病因素或促發因素而起作用的。心理壓力首先引起內環境紊亂，導致過度的心理和生理反應，從而使人處於對各種疾病的易感狀態。在這種狀態下，如果有其他致病因素的侵襲，就很可能發生疾病。

（六）時差效應

人們在某一時區內長期生活，逐漸形成了人體的生理節律與當地晝夜交替節律的同步化，即似晝夜節律。人體內大約有100種的機能活動都具有這種似晝夜節律。在形成這種似晝夜節律活動之後，人在睡眠、覺醒、體溫、泌尿、飲食等方面表現出週期性節律或習慣，出現工作能力和睡眠狀態的正常交替，以適應晝夜變化。雖然早在200多年以前人們就已經發現了這種現象，但是，直到噴氣式飛機出現後，人們才真正面臨的時間差而帶來的健康問題。

由於似晝夜節律的相對穩定性，跨子午線或快速跨越若干個時區飛行，即可造成體內的似晝夜節律系統與環境時間系統之間失去平日的同步關係，稱之為「時差」。由時差所引起的警覺水平及工作能力下降、睡眠異常及其他身心不適，稱之為「時差效應」。時差效應的主要表現為頭痛、頭昏、頭脹、失眠多夢、記憶力減退、注意力不集中、情緒不穩、食慾不振及全身不適。其特點是主訴多而客觀體徵少，查不出相應器質性病變。據統計，迅速跨越若干個時區的人員中約25%～30%容易調整，主觀無不適或僅有輕微不適；約25%～30%不能調整，症狀嚴重。因此，需對症狀嚴重者進行調整和治療，以恢復正常生理節律。

如何克服時差效應？

時差效應的機理可能是大腦長期緊張，興奮和抑制平衡被破壞，導致臟腑功能失調，陽不入陰，陰不含陽。時差效應，實質上不是病，而是在新環境下出現的「偏態」，但是它對機體的健康影響還是存在的。有研究指出，長期處於時差效應者，腦的顳葉會出現萎縮現象，將影響短暫記憶和抽象認知功能。

治療時差效應的關鍵是使患者睡眠安好，睡眠好了，其他相應症狀也會隨之緩解消失。在跨越子午線長距離的飛行中應儘量爭取睡眠以減少時差效應，要少食高脂肪食品和酒精類飲料。

透過適應訓練可以減輕或消除時差效應。如果自東向西飛行，可以每天延遲1個小時睡覺，並延遲1個小時起床；如果自西向東飛行，可以每天提前1個小時睡

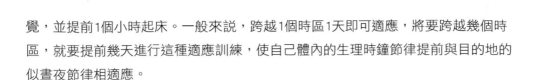

覺，並提前1個小時起床。一般來説，跨越1個時區1天即可適應，將要跨越幾個時區，就要提前幾天進行這種適應訓練，使自己體內的生理時鐘節律提前與目的地的似晝夜節律相適應。

第二節 神經性疾病的分析與防治

神經性疾病是一組非器質性大腦功能輕度失調性心理疾病。其共同特點是具有精神、神經和軀體三方面的臨床表現，但不能發現器質性病變；個體不良的人格特徵常常是發病的基礎；起病常與心理、社會因素有關；有自知力，主動求治；病程遷延，常在3個月以上。神經性疾病包括神經衰弱、焦慮性精神官能症、憂鬱性精神官能症和強迫性精神官能症等，是飛行人員常見的心理疾病，也是導致飛行員停飛的最常見的醫學原因之一。

一、神經衰弱

神經衰弱是一種既容易興奮和刺激，又容易疲勞和衰竭，並伴有睡眠、情緒障礙和植物神經系統功能紊亂的一類精神官能症。主要是由於某些長期存在的精神因素引起大腦活動過度緊張，從而產生腦力活動能力的減弱。主要表現為容易興奮和迅速疲勞，如頭昏、頭痛、腦脹、失眠、多夢，近事記憶減退，注意力不集中，工作效率低下，煩躁易怒，疲乏無力，怕光，怕聲音，耳鳴、眼花、精神委靡等，並常常有各種軀體不適感，如心跳、氣急、食慾不振、尿頻、遺精等。病人常由於對疾病的認識不足，或受到有些醫生對疾病的不當解釋和處理，以產生醫源性的擔心和焦慮，有的可以產生疑病觀念。

神經衰弱是一種最常見的精神官能症，其患病率居各類精神官能症之首，也是大學生輟學的主要原因。患者的症狀時輕時重，病程遷延，病情的波動常常與社會心理因素有關。

（一）病因

引起神經衰弱的病理機制很複雜，儘管國內外精神病學家對此做了大量的研究

工作，但關於引起神經衰弱的病因目前仍不十分明朗。經過眾多精神病學家的調查研究，一般認為神經衰弱與下列三個因素密切相關。

1.誘發因素

主要是指導致神經衰弱的各種社會心理因素。儘管精神醫學的學派很多，但對精神壓力與神經衰弱關係的看法，卻有共識。普遍認為，各種引起神經系統功能過度緊張的社會心理因素，都會成為本病的促發因素。隨著中國經濟高速發展的同時，社會工業化、人口城市化、居住稠密、交通擁擠、競爭激烈、失業、被迫離職、個人收入的懸殊，社會存在的某些不良現象等都會使人們的精神緊張。發生在我們周圍的生活事件，若發生過多，變遷甚大，也會讓人牽腸掛肚，如股民對股票的漲跌，若過於投入，也會造成嚴重的心理負擔，最終引起神經衰弱。

長期的精神或心理創傷，如家庭糾紛，婚姻不幸，失戀，鄰里關係緊張等，也會使人們精神過於緊張，心理負荷過重而出現神經衰弱。大量的調查研究表明，神經衰弱的患者發病前一年內經歷的生活事件的頻度明顯高於對照組。

腦力活動時間過長，學習負擔過重，尤其是學習成績不好，重大考試受挫時，常常會造成神經負擔過重，成為學生神經衰弱的重要原因。

2.易感素體因素

辯證法告訴我們內因是變化的根據，外因是事物發生變化的條件。神經衰弱發病也是如此，為什麼在同樣的生活、工作環境下，有的人患神經衰弱，而多數人都不會。這裡就有一個易感素體因素，包括遺傳和人格類型、年齡、性別等因素。

神經衰弱與人的性格有很大關係，一般認為，性格內向、情緒不穩定者，多表現為多愁善感；焦慮不安、保守、安靜等特點，易患神經衰弱。他們往往是什麼特殊的興趣愛好也沒有，幾乎沒有很高興的時候。信仰養生之道，愛吃補品，對改變生活習慣很敏感，過分注意自身的感覺，喜歡看醫書，容易受醫書影響而感到不適。巴甫洛夫認為，人的高級神經活動類型屬於弱型和中間型的人，易患神經衰

弱。這類個體往往表現為孤僻、膽怯、敏感、多疑、急躁或遇事容易緊張等。

3.維持因素

指患者所處的社會文化背景及個體病後附加的反饋訊息，使疾病形成惡性循環，遷延不癒。

第二次世界大戰期間，曾在納粹集中營被長期拘役的倖存者們，幾乎百分之百地患有焦慮、憂鬱、緊張、失眠等精神官能症症狀。如一個人搬遷到一個語言不通，習慣不一樣的地方，也可使他產生不良的心理反應，有些還會產生神經衰弱。工業化和都市化的發展，也使神經衰弱的患病增加，如臺灣1946年～1948年精神官能症患病率為1.2‰，15年之後上升到7.8‰，其中包括神經衰弱患者也在增加。

總的來說，神經衰弱的病因和發病機理仍未完全清楚。但多數精神病學家認為是由於心理社會壓力超過了病人所能承受的能力，神經功能過於緊張引起的，這就涉及社會、家庭環境心理、性格等諸多內容。

（二）神經衰弱對人體健康的影響

本病的主要特點是大腦高級神經中樞和植物神經的功能失調，所以患者不僅有頭痛、頭昏、失眠及記憶力減退等大腦功能紊亂的症狀，而且還可出現循環、消化、內分泌、代謝及生殖系統等功能失調的症狀。患者自覺症狀繁多，精神負擔極重，不少人服了許多滋補藥物，仍得不到理想的療效，因而擔心得了什麼大病沒有被查出來，思想苦惱，到處檢查求治，浪費了許多藥物、時間和金錢。

神經衰弱患者由於長期自認為病魔纏身，以致情緒緊張、焦慮、煩惱、睡眠不足、食慾不振、免疫功能下降，還可並發其他疾病。不僅嚴重地影響學習、工作和前途，也給家庭增加了負擔，甚至影響家庭的和睦。而對疾病、個人前途的憂慮和家庭的不和，又構成新的社會心理因素，反過來使疾病進一步加重，形成病理的惡性循環，影響疾病的預後。

因此，神經衰弱這個病雖不危及患者的生命，不影響壽命，但卻在一定程度上影響了人們的身心健康和正常生活。

主要症狀如下：

（1）衰弱症狀。衰弱症狀為神經衰弱的基本症狀。患者感到精力差、容易疲勞，學習或工作的時間稍長即感到頭暈腦脹，甚至頭痛；注意力不能持久集中，思維緩慢，記憶力減退，學習和工作效率降低。

（2）情緒症狀。焦慮、煩躁和容易刺激。患者常常因為生活、學習和工作中的矛盾與困難而怨聲連天或發脾氣。

（3）興奮症狀。興奮症狀表現為容易興奮。患者聯想和回憶增多，且很難控制，不容易集中精力去做一件事，但無語言及運動增多；對聲、光刺激特別敏感。

（4）肌肉緊張性疼痛。常常表現為頭痛。這種頭痛往往沒有固定的部位，在學習和工作時加重，休息後緩解；也可以表現為頸項僵直、四肢痠痛或腰酸背痛等。

（5）睡眠障礙。睡眠障礙為神經衰弱最常見的症狀之一，多為入睡困難，也可為多夢和容易驚醒等，患者常常因為睡眠障礙而苦惱不堪。

（6）繼發性生理心理反應。主要表現在植物神經系統功能紊亂和疑病兩個方面。出現心慌、厭食、腹脹、腹瀉、便祕、多汗、尿頻、勃起功能障礙和早泄等；患者還常常因為過分關注自己軀體出現的種種不適而產生疑病和焦慮，導致症狀加重，而加重的症狀又反過來促進疑病和焦慮，形成惡性循環。

（三）治療

1.心理治療

神經衰弱的治療常常是以心理治療為主，並輔以藥物或物理治療的方法。讓患者對神經衰弱的病因、病程及預後有一個正確的認識，使患者明白神經衰弱是可以治癒的，以穩定患者的情緒，並樹立戰勝疾病的信心。

糾正患者不良的性格特點，幫助患者採取積極的應對措施以緩解或解除心理衝突，如制定合理的作息制度，鼓勵患者適當地進行體育鍛鍊和參加文化、社會活動等。

2.藥物治療

使用藥物治療的目的是減輕或消除焦慮等情緒障礙，調節神經系統功能和改善軀體狀況，以增強心理治療的效果。

苯二氮卓類：此類藥物可以減輕焦慮、鬆弛肌肉和改善睡眠。常用的有：安定、硝基安定、阿普唑侖和舒樂安定等。

三環類抗憂鬱藥：此類藥物主要造成調節情緒的作用。常用的有多慮平和阿米替林等。

調節植物神經功能的藥物：主要為 β 受體阻滯劑，造成對抗交感神經功能亢進的作用。常用的有心得安。

（四）預後

該病預後較好，CCAR-67FS規定治癒後各級體檢合格證均合格。

二、焦慮性精神官能症

焦慮性精神官能症是以反覆發作的驚恐不安或廣泛而持續性的焦慮為主要症狀，並伴有心慌、胸悶、呼吸急促、頭暈、口乾、出汗、尿頻、尿急等植物神經系統症狀和運動性不安的一種精神官能症，簡稱焦慮症。

（一）病因

（1）遺傳因素。有焦慮症家族史的人，其焦慮症的發病率為15%，遠高於一般人群5%的發病率；而單卵雙生子的同病率更是高達50%。

（2）心理因素。精神分析學派認為，焦慮症源於內在的心理衝突。據統計，焦慮症患者在病前6個月遭受到各種心理壓力（如親人死亡、離婚和失業等）的比例高達58.5%。

（3）神經生理因素。焦慮症患者的神經功能活動全面亢進，其中尤以交感神經系統的功能亢進為甚。

（二）臨床表現

焦慮性精神官能症主要表現為以下兩種情況。

（1）急性焦慮症，又叫驚恐發作。表現為反覆突然出現的無明確原因的極度驚恐，並伴有瀕死感或失控感。檢查可以發現患者心跳加快、呼吸急促、多汗和面部潮紅等植物神經功能活動全面亢進以及運動性不安等。患者可能在看書、散步或幹其他事情時突然感到強烈的恐懼，往往還發出驚叫、呼救，甚至跑出室外。

（2）慢性焦慮症，又叫廣泛性焦慮。表現為持續的無固定內容和明確對象的擔心或緊張不安。患者常常對事實上並不存在的某種危險或威脅總是感到擔心害怕、終日坐臥不寧、心煩意亂、憂心忡忡。因交感神經功能亢進而出現心慌、胸悶、呼吸急促、口乾、尿頻、尿急和性功能障礙等；因神經過敏而出現易刺激、畏光、對聲音反感和怕擁擠等；因肌肉緊張而出現頭痛、肌肉痛以及雙手輕微震顫等；因過分警覺而出現睡眠障礙、注意力不能集中和記憶力下降等。

（三）治療

1.心理治療

焦慮症的治療以心理治療為主，症狀嚴重或急性發作時，可輔以藥物治療。

使患者認識到焦慮的客觀存在，是不能迴避的，並嘗試著接納它。正所謂「無為而無所不為」，這樣，焦慮的症狀便會逐漸減輕。具體治療方法：

（1）增加自信。自信是治癒神經性焦慮的必要前提。一些對自己沒有自信心的人，對自己完成和應付事物的能力是懷疑的，誇大自己失敗的可能性，從而憂慮、緊張和恐懼。因此，作為一個神經性焦慮症的患者，你必須首先自信，減少自卑感。應該相信自己每增加一次自信，焦慮程度就會降低一點，恢復自信，也就是最終驅逐焦慮。

（2）自我鬆弛。也就是從緊張情緒中解脫出來。比如：你在精神稍好的情況下，去想像種種可能的危險情景，讓最弱的情景首先出現，並反覆重現。慢慢地，在想到任何危險情景或整個過程時，都不再體驗到焦慮。

（3）自我反省。有些神經性焦慮是由於患者對某些情緒體驗或慾望進行壓抑，壓抑到無意中去了，但它並沒有消失，仍潛伏於無意識中，因此便產生了病症。發病時你只知道痛苦焦慮，而不知其因。因此在此種情況下，你必須進行自我反省，把潛意識中引起痛苦的事情訴說出來。必要時可以發洩，發洩後症狀一般可消失。

（4）自我刺激。焦慮性精神官能症患者發病後，腦中總是胡思亂想，坐立不安，百思不得其解，痛苦異常。此時，患者可採用自我刺激法，轉移自己的注意力。如在胡思亂想時，找一本有趣的能吸引人的書讀，或從事緊張的體力勞動，忘卻痛苦的事情。這樣就可以防止胡思亂想再產生其他病症，同時也可增強你的適應能力。

（5）自我催眠。焦慮症患者大多數有睡眠障礙，很難入睡或突然從夢中驚醒，此時你可以進行自我暗示催眠。如：可以數數，或用手舉書本讀等促使自己入睡。

2.藥物治療

苯二氮卓類：是治療焦慮症的主要藥物，療效肯定。常用的有：安定、阿普唑侖、硝基安定和舒樂安定等。

抗憂鬱藥物：對焦慮症也有肯定的療效。常用的有：丙咪嗪、多慮平、阿米替林和氟西汀等。

（四）預後

該病預後較好，CCAR-67FS規定治癒後各級體檢合格證均合格。

三、憂鬱性精神官能症

憂鬱性精神官能症是指以持久的情緒低落為主要臨床表現，並伴有焦慮、軀體不適和睡眠障礙的精神官能症，簡稱憂鬱症。

憂鬱症在人群中的患病率較高，在全世界十大疾病中居第五位，在各類精神官能症中居第二位。憂鬱症患者大部分是男性，尤其是成功的強者。此外，憂鬱症在老年人中發病率更高，達17%。

（一）病因

1.心理和社會因素

幾乎所有的病例均可詢問出作為誘因的精神因素。如事業受挫、工作困難、人際關係緊張；夫妻爭吵，夫妻離異後被動的一方；意外傷殘和患嚴重的軀體疾病等。使患者擔心、焦慮，以致產生憂鬱、苦悶、沮喪。

2.性格特點

本病發生與其性格也有關係，患者多為不開朗、沉默寡言、情緒低落、精力不

足、悲觀敏感和依賴性較強者。正常人工作和生活中遇到挫折，意外打擊後產生壓抑、焦慮情緒也很多見，但憂鬱性精神官能症患者，憂鬱症狀較重，持續時間長久。

（二）臨床表現

1.心理異常

患者常訴說心情不暢、消沉、沮喪，看事物如墨鏡般灰暗。即使在風景美麗的環境中，也毫無欣賞的心情甚至感到枯燥乏味。對工作無信心，無興趣、無熱情，對未來悲觀失望，常感精神不振或疲乏有時感到生活非常寂寞和孤獨無趣，部分病人有輕生的念頭。患者的憂鬱症狀很少發展到嚴重程度，但憂鬱情緒隨時間、地點和心境不同而有所改變，與環境保持良好接觸。

2.軀體症狀

病人自述頭痛、背痛、四肢痛等症狀，但查不出疼痛的原因。也有患者儘管感到胸悶、心慌、胃空、腹瀉等，但無相應臟器的損害改變。也可表現為失眠，但無早醒。

3.病程及預後

絕大多數病程較長但預後良好，若病情反覆且有顯著憂鬱人格者病情遷延，預後較差。

（三）治療

1.心理治療

心理治療與藥物治療同樣重要。使患者瞭解本病的病因和性質，消除焦慮情緒，以正確的態度對待本病；創造一個祥和、溫馨的環境氣氛，以激發病人交往和

生存的慾望；對自殺危機進行干預。

2.藥物治療

由於憂鬱症不僅僅有心理障礙，而且還有神經遞質的改變，所以還需要藥物來進行治療。

三環類抗憂鬱藥物：多慮平、阿米替林、丙咪嗪和氯丙咪嗪等。

選擇性5-羥色胺再攝取抑製劑：百憂解（鹽酸氟西汀）是目前治療憂鬱症較好的藥物，也是目前全球必方量最大的抗憂鬱藥物，它的問世被有關專家認為是抗憂鬱藥物發展的重大飛躍。其他常見的還有帕洛西汀和舍曲林等。

（四）預後

CCAR-67FS規定，本病一經診斷，各級體檢合格證均不合格。

本章小結

航空飛行較為封閉的工作環境以及一定的危險性，往往會對飛行人員的心理產生一定的影響。本章詳細地分析了幾種常見的心理疾病產生原因、主要症狀以及對航空飛行帶來的影響。應重點掌握心理衝突、挫折以及心理壓力的產生條件和主要影響，並掌握避免這些心理問題的方法。

透過本章的學習，對於航空飛行人員在長期的飛行過程中調節自己心理狀態，保持心理健康，提高服務質量都有一定的幫助作用。

思考與練習

1.常見的心理衝突有哪幾大類？如何解決？

2.挫折產生的條件有哪些？導致挫折的原因有哪些？挫折引起的心理反應有哪

些？

3.什麼是飛行壓力障礙？它有哪些表現？

4.心理壓力對健康的影響有哪兩個方面？心理壓力對健康的消極影響主要表現為哪三個方面？

5.什麼叫時差效應？主要有哪些表現？如何克服？

6.精神官能症有哪些共同的特點？常見的精神官能症有哪些？

第四章 飛行人員的營養要求

導讀

本章主要介紹航空飛行中的營養問題。在介紹了航空飛行對飛行員的消化功能和營養代謝的影響之後，詳細闡述了飛行人員的合理膳食結構，膳食中營養素的供給標準以及膳食制度。

學習目標

透過本章的學習，應瞭解和掌握以下主要內容：

知識目標

1.瞭解航空飛行對生理代謝的影響。

2.瞭解飛行人員膳食結構中各種營養素的比例。

3.掌握空勤人員營養素的供給標準和膳食制度。

技能目標

1.在實際航空飛行中掌握如何有效地消除飛行活動對消化功能和營養代謝所帶來的不利影響。

2.掌握在航空飛行中合理配置膳食的主要方法。

第一節 航空飛行對生理代謝的影響

由於飛行人員是在特殊的勞動條件下進行工作，故必須研究在飛行活動中各種因素對飛行人員的生理代謝方面，尤其是對消化系統方面的影響，以便掌握飛行人員在營養膳食上的特殊需要。

一、航空飛行對消化功能的影響

飛行中高空氧氣較地面減少或缺乏，直接影響消化腺的正常分泌。另外，飛行的速度、震動、噪音等對消化機能也有一定的影響。缺氧、低氣壓和精神緊張等，可使消化機能降低。飛行中的加速度和振動，能引起胃腸功能紊亂。實際上，飛行人員的胃腸功能紊亂通常都跟飛行活動中的各種負荷因素有關。在飛行活動的各種負荷中，對人體消化功能影響最大的是缺氧。

（一）缺氧對食慾的影響

缺氧會降低人的食慾。輕度缺氧時可導致味覺異常，此時表現為口中無味、吃飯不香、喜吃酸甜食品等，但食量往往沒有大的減退；嚴重缺氧時，食慾明顯受到影響，此時感覺厭油、口苦等。在缺氧環境中，人對酸甜的飲料、水果比較樂於接受，對巧克力難以接受，這是在飛行時應給予考慮的因素。

（二）缺氧對唾液腺分泌的影響

唾液腺的分泌主要是神經反射性分泌。在氧氣不足時，唾液的分泌受到抑制，分泌量減少，唾液的成分發生改變，影響消化吸收。

（三）缺氧對胃腺的影響

胃腺分泌也同樣受到神經反射性影響，繼而引起神經體液性分泌，缺氧可抑制胃腺的分泌，使胃液的成分發生改變。此抑制與改變可因缺氧程度和刺激物的不同和個體差異而有不同。膽囊因缺氧分泌膽汁的機能受到抑制，膽汁分泌減少，脂肪消化受到影響，因而飛行人員在飛行前或飛行中應供給低脂食物。

（四）缺氧對腸腺和胰腺的影響

神經對腸腺和胰腺的控制力較弱，只有較嚴重缺氧時，腸腺和胰腺對食物的選擇性分泌較差，正常情況下食物中蛋白質多時分泌蛋白酶多，食物中糖多時則分泌澱粉酶多，而在嚴重缺氧時兩者均不增加。

（五）缺氧對胃腸運動機能的影響

缺氧可以引起胃排空時間延長。胃的週期收縮因缺氧受到抑制後往往發生急性消化不良症狀，表現為食慾不振、惡心、厭食，甚至出現胃的反逆蠕動現象而產生的劇烈嘔吐。因此，在飛行前暴飲暴食後立即飛行，飛行中容易引起腹脹、腹痛甚至出現嘔吐。所以飛行人員在飛行前必須遵守膳食制度。

（六）缺氧對消化吸收和味覺的改變

缺氧會影響食物的消化和吸收。經常飛行的人員在缺氧不嚴重時，許多營養素的吸收代謝都能維持正常。可出現食慾不振，味覺異常，口味欠佳，吃飯不香。嚴重缺氧時，食慾明顯障礙，口苦，厭油膩。

二、航空飛行對營養代謝的影響

1.由於在高空中作高速度飛行時，要求飛行員反應靈敏，精神經常處於緊張狀態，致使氧氣消耗量增加。

2.飛行對蛋白質代謝的影響：缺氧對蛋白質代謝質量的影響不大，但某些氨基酸的代謝過程卻發生明顯的障礙，如組氨基酸和精氨酸分解不完全等。

3.飛行對脂肪代謝的影響：缺氧時體內脂肪正常代謝過程受到破壞，酮體排出有升高的現象。當調整膳食結構，供給高糖膳食或給予大量葡萄糖時，對酮體的產生則有明顯的抵抗作用。

4.飛行對血中膽固醇的影響：在缺氧和長時間緊張飛行時，可引起血中膽固醇含量增加，當降低膳食中動物性脂肪含量和增加維生素以後，飛行中膽固醇的代謝有所改善。

5.飛行對血脂水平的影響：由於飛行人員負荷和飛行人員膳食特點，飛行人員血脂含量高於地面工作人員。

6.飛行對維生素的影響：實踐證明，低壓缺氧、噪音、震動和精神緊張等因素，使維生素的消耗量增加。

7.飛行對無機鹽代謝的影響：一般高空飛行對無機鹽的代謝無重大影響，但血及尿中的礦物質成分則有改變，表現為血中鉀含量增高和血及尿中鈉含量減少。

第二節 飛行人員膳食要求

一、飛行人員的合理膳食結構

（一）飛行人員膳食結構中糖、脂肪、蛋白質的比例

由於飛行負荷可影響人體的消化機能和代謝活動，因此，飛行時有必要對膳食的結構進行一定的調整，來減輕或消除這些不良因素的影響。如前所述，由於飛行活動對消化腺體的分泌和胃腸道蠕動有抑製作用，所以高脂食物和高蛋白食物不如糖類食物容易消化；由於飛行活動可影響脂肪的正常代謝，氧化不全的代謝產物在體內聚集，影響正常的生理功能，而且由於飛行時膽汁分泌的減少，脂肪的消化也會受到影響，所以高脂肪膳食對飛行也是不利的；由於飛行環境中的一些因素可導致某些氨基酸代謝的障礙，產生一些中間產物，從而降低飛行耐力，因此，飛行膳食中蛋白質的含量也不宜過高。而糖的代謝受飛行活動的影響，其消耗量明顯增

加。因此，一般主張飛行前及飛行中膳食的配製是高糖、低脂和適量蛋白質的原則。具體比例是：糖占總熱量的60%～65%，脂肪占20%～25%，蛋白質占12%～24%。

（二）飛行人員膳食結構中維生素的問題

很多維生素是細胞內呼吸酶的重要輔酶，對物質和能量代謝起著重要作用。飛行負荷可引起體內維生素代謝的改變，酶的活性也將隨之受到影響。透過補充一定量的維生素，可提高缺氧時細胞內酶的活力，增加細胞呼吸功能和對氧的利用率，從而使飛行耐力得以提高。有研究表明，空勤人員維生素的需要量增加與飛行中缺氧、加速度、振動、噪音等因素以及精神緊張時固醇類激素代謝的改變有關；血中膽固醇的水平與各種維生素的水平呈負相關，即飛行中血膽固醇增高，維生素在血液中的濃度以及在尿中的排出量均下降，其中尤以維生素B1、維生素B2和維生素C最為明顯。當補充維生素後，飛行中膽固醇不再增高，物質代謝的指標也趨於正常；維生素B6的代謝和前庭器官的敏感性有密切關係，飛行負荷可引起蛋白質代謝的增加，蛋白質分解產物中某些胺類物質能使前庭功能發生紊亂；而維生素B6則有調節這些胺類物質代謝的作用。

二、民航空勤人員每日膳食中營養素供給標準

為保證空勤人員身體健康，提高飛行作業能力，延長飛行年限，保證飛行安全，1995年中國民用航空總局制定了這一標準。

（一）主題內容與適用範圍

本標準規定了空勤人員每日膳食中熱能、蛋白質、脂肪、維生素、無機鹽與微量元素的供給量，並對膳食質量提出了相應要求。

本標準適用於從事民用航空飛行作業的空勤人員。

（二）營養與膳食要求

1.空勤人員每日膳食中營養素供給標準值。見表4-1。

2.膳食質量要求

（1）膳食中動物性蛋白質和大豆類蛋白質應占攝入蛋白質總量的40%～60%。

（2）膳食脂肪中，飽和脂肪酸與單不飽和脂肪酸、多不飽和脂肪酸的比例應為1:1:1。

（3）每日膳食中膽固醇攝入量應控制在700mg以下。

（4）膳食中食糖能量不應超過總能量的10%。

（5）膳食中視黃醇至少應有1/3來自動物性食物。

（6）空勤人員膳食結構見表4-2。

表4-1 空勤人員每日膳食中營養素供給標準值表

項目	單位	標準值
能量	MJ	13.1（12.0～14.2）
蛋白質	g	120
脂肪（脂肪能量佔總能量的百分比）	%	20～30
鈣	mg	800
鐵	mg	15
磷	mg	1 200
鋅	mg	15
硒	μg	50

續表

項目	單位	標準值
碘	μg	150
視黃醇當量（維生素A）	μg	1 000
維生素D	μg	10
維生素E	μg	12
硫胺素（維生素B1）	mg	2
核黃素（維生素B2）	mg	2
菸鹼酸（維他命B3）	mg	20
吡哆醇（維生素B6）	mg	2
抗壞血酸（維生素C）	mg	100～150

表4-2 空勤人員膳食結構表

食物種類	每日供應量（g/人）
糧食	400～500
畜肉(瘦)	130
禽肉	100
水產品	150
一等臟腑	50
乳類	250
豆類	100
蛋類	60
蔬菜類	500（葉菜花菜大於1/2）
水果類	500
糖類	80
菌藻類	10～15
堅果類	15
植物油	50
飲料類	10%*
調料類	15%*（食鹽小於10g）
複合維生素丸	1粒

註：*為全日伙食中的百分比。

三、空勤人員的膳食制度

（一）空勤膳食的配製原則

平時不飛行時，飛行人員的膳食應多樣化，各種營養素要合理搭配，保持膳食平衡。在飛行期間，為了減輕飛行環境因素對機體消化吸收的影響，膳食配製應注意以下原則：

（1）高糖、低脂、適量蛋白質、豐富維生素的原則，並注意烹調方法，使之易於消化。進餐速度不宜過快，要細嚼慢嚥。

（2）飛行前的食物應少而精，避免體積過大。一些粗糙的食物含纖維素較多，在腸內易被分解發酵，產生氣體，導致飲食性高空胃腸脹氣。

（3）選擇一些能刺激胃液分泌的食物，如肉湯、帶酸味的食品等。

（二）空勤人員的膳食制度

足夠數量和一定比例的營養素是保證飛行人員營養的前提，但合理的膳食制度也是必不可少的。空勤人員合理的膳食制度包括：

（1）不飛行日實行三餐制，飛行日實行四餐制。

（2）進餐時間：早餐應在飛行前1～1.5小時進餐；午餐由於較為豐盛，應在飛行前2小時進餐；飛行時間在4～5 小時以上應加餐，加餐的原則是少而精。夜間飛行時，晚餐蛋白質含量不宜過高，以免增加神經系統的興奮性而影響晚上的睡眠。

（3）禁止空腹和飯後立即飛行。因為大腦中的能量儲備很少，其能量的消耗完全靠血糖來補充，所以大腦對低血糖特別敏感，而空腹常常是導致低血糖的原因；飯後立即飛行可導致疲勞、嗜睡和智力下降，從而影響飛行效率和飛行耐力。

（4）禁止飛行日飲酒。飲酒可降低高級神經活動功能，《中國民用航空衛生工作規則》規定，飛行人員飲酒後8小時以內不準參加飛行。

本章小結

由於航空飛行的特殊的工作環境，對飛行人員的膳食與營養提出了特殊的要求。本章在學習過程中，應重點掌握飛行人員營養的特點及飛行人員營養基本要求，瞭解並掌握在航空飛行過程中如何配置膳食搭配營養的方法。本章內容的學習，對於飛行人員合理配置膳食、搭配營養，保證身體健康具有一定的指導作用。

思考與練習

1.飛行活動對消化功能和營養代謝有什麼影響？

2.飛行人員在不飛行時以及飛行中膳食配製的原則是什麼？

3.空勤人員合理的膳食制度包括哪幾個方面？

第五章 飛行人員應預防的常見疾病

導讀

本章主要介紹了由於工作環境的特殊性，飛行人員應特別注意預防的常見疾病。本章介紹了B型肝炎的傳染源、傳播途徑及預防措施，分析了高血壓、冠心病的發病原因防治措施。

學習目標

透過本章的學習，應瞭解和掌握以下主要內容：

知識目標

1.瞭解並掌握B型肝炎的傳染源、傳播途徑，以及預防與治療的主要方法。

2.瞭解並掌握高血壓、冠心病的發病原因和主要的治療手段。

技能目標

1.在實際飛行工作中，掌握預防B型肝炎的主要方法。

2.在實際生活中，掌握上述常見病症的預防與治療方法。

預防各種疾病的發生是我們保持和維護健康的重要手段。在本章，我們將介紹一些嚴重影響飛行人員健康的一些常見病的相關知識，主要包括可以預防的感染性

疾病以及與人們生活方式密切相關的疾病。

‖ 第一節 B型肝炎

　　航空飛行人員，特別是客艙服務人員由於工作的特殊性，頻繁廣泛地接觸來自各地的旅客，因此需要掌握一些常見傳染病的相關知識和預防措施，以便保證自身健康，提高服務質量。

一、B型肝炎的傳播

　　B型肝炎曾是中國飛行人員的一種常見病，占飛行人員醫學停飛的8.8%，居第二位，僅次於屈光不正；占飛行學員醫學停飛的7.6%，也居第二位，僅次於高血壓病。近幾年來，由於B型肝炎疫苗的廣泛應用，飛行人員和飛行學員中的B型肝炎得到了較好控制。

　　（一）傳染源

　　B型肝炎的傳染源是急、慢性患者的病毒攜帶者。病毒存在於患者的血液及各種體液（汗、唾液、淚、乳汁、羊水、陰道分泌物、精液等）中。急性患者自發病前2～3個月即開始具有傳染性，並持續於整個急性期。HBsAg（＋）的慢性患者和無症狀攜帶者中凡伴有HBeAg（＋），或抗-HbcIgM（＋），或DNA聚合酶活性升高或血清中HBVDNA（＋）者均具有傳染性。

　　（二）傳播途徑

　　B型肝炎的傳播途徑包括：①輸血及血製品以及使用汙染的針筒或針刺等；②母嬰垂直傳播（主要透過分娩時吸入羊水，產道血液，哺乳及密切接觸，透過胎盤感染者約5%）；③生活上的密切接觸；④性接觸傳播。此外，還有經吸血昆蟲（蚊、臭蟲、虱等）叮咬傳播的可能性。

　　（三）人群易感性

人類對各型肝炎普遍易感，各種年齡均可發病。B型肝炎在高發地區新感染者及急性發病者主要為兒童，成人患者則多為慢性遷延型及慢性活動型肝炎；在低發地區，由於易感者較多，可發生流行或暴發。

二、B型肝炎的預防

（一）管理傳染源

1.報告和登記

對疑似、確診、住院、出院、死亡的肝炎病例均應分別按病原學進行傳染病報告，專冊登記和統計。

2.隔離和消毒

B型肝炎隔離至病情穩定後可以出院。

對患者的分泌物、排泄物、血液以及汙染的醫療器械及物品均應進行消毒處理。

3.對捐血人的管理

捐血人應在每次捐血前進行體格檢查，檢測ALT及HBsAg（用RPHA法或ELISA法），肝功能異常HBsAg陽性者不得捐血。有條件時應開展抗-HCV測定，抗-HVC陽性者不得捐血。

4.對HBsAg攜帶者的管理

HBsAg攜帶者不能捐血，可照常工作和學習，但要加強隨防，應注意個人衛生和經期衛生，以及行業衛生，以防其唾液、血液及其他分泌物汙染周圍環境，感染他人；個人食具，刮刀修面用具，漱洗用品等應與健康人分開。HBeAg陽性者不可從事飲食行業，飲用水衛生管理及托幼工作。HBsAg陽性的嬰幼兒在托幼機構中應

與HBsAg陰性者適當隔離，HBeAg陽性嬰幼兒不應入托。

（二）切斷傳播途徑

（1）加強飲食衛生管理、水源保護、環境衛生管理以及糞便無害化處理，提高個人衛生水平。

（2）加強各種醫療器械的消毒處理，注射實行一人一管，或使用一次性針筒，醫療器械實行一人一用一消毒。

（3）加強對血液及血液製品的管理，做好製品的HBsAg檢測工作，不得出售和使用HBsAg呈陽性的血液。非必要時不輸血或血液製品。

（4）漱洗用品及食具專用。接觸病人後用肥皂和流動水洗手。

（5）保護嬰兒切斷母嬰傳播是預防重點，對HBsAg陽性尤以HBeAg亦呈陽性的產婦所產嬰兒，出生後須立即注射B型肝炎特異免疫球蛋白及（或）B型肝炎疫苗。

（三）保護易感人群

（1）B型肝炎特異免疫球蛋白：主要用於母嬰傳播的阻斷，應與B型肝炎疫苗聯合使用。亦可用於意外事故的被動免疫。

（2）B型肝炎血源疫苗或基因工程B型肝炎疫苗：主要用於阻斷母嬰傳播和新生兒預防，與B型肝炎特異免疫球蛋白聯合使用可提高保護率。亦可用於高危人群中易感者的預防。前S2、前S1與S 基因聯合的基因工程疫苗亦已研製成功。

‖ 第二節 高血壓病

高血壓病是最常見的心血管疾病之一，又與人類死亡的主要疾病如冠心病、腦血管疾病等密切相關，因此，世界各國均十分重視高血壓病從發病機理以致臨床防治的研究。由於飛行員工作環境的特殊性，高血壓病也是飛行人員的常見病和多發

病，由於其心、腦、腎的併發症，尤其是腦中風、致殘和致死率者都很高，危害很大。因此，國內外航空醫學界對它都做了嚴格的規定。

一、高血壓病的診斷標準與分級

1999年世界衛生組織和國際高血壓聯盟（WHO-ISH）提出了新的高血壓病診斷標準布分級，對高血壓病的預防和治療提出了更高的要求，詳見表5-1。

表5-1 高血壓病診斷標準和分級

類別	收縮壓(mmHg)	舒張壓(mmHg)
理想血壓	<120	<80
正常血壓	<130	<85
正常高限血壓	130～139	85～89
單純收縮性高血壓	≥140	<90
亞組：臨界高血壓	140～149	<90
1級高血壓(輕度)	140～159	90～99
亞組：臨界高血壓	160～179	100～109
2級高血壓(中度)	160～179	100～109
3級高血壓(重度)	≥180	≥110

由於血壓受生理時鐘節律、情緒、環境、煙、酒等許多因素的影響，高血壓病的診斷不能僅僅依靠某一次的測量值作出診斷。CCAR-67FS中規定，高血壓的鑑定應在7日之內連續測量3日，每日測量2次，然後取6次的平均值來進行判斷；當收縮壓持續超過155mmHg或舒張壓持續超過95mmHg時，各級體檢合格證都不能取得。

二、高血壓病的病因

本病病因未完全闡明，目前認為是在一定的遺傳基礎上由於多種後天因素的作用正常血壓調節機制失代償所致，以下因素可能與發病有關。

1.遺傳

　　高血壓的發病有較明顯的家族集聚性，雙親均有高血壓的正常血壓子女（兒童或少年）血漿去甲腎上腺素、多巴胺的濃度明顯較無高血壓家族史的對照組高，以後發生高血壓的比例亦高。國內調查發現，與無高血壓家族史者比較，雙親一方有高血壓者的高血壓患病率高1.5倍，雙親均有高血壓病者則高2～3倍，高血壓病患者的親生子女和收養子女雖然生活環境相同但前者更易患高血壓。動物實驗已篩選出遺傳性高血壓大鼠株（SHR），分子遺傳學研究已實驗成功基因轉移的高血壓動物，上述材料均提示遺傳因素的作用。

　　2.飲食

　　（1）鹽類

　　與高血壓最密切相關的是Na^+，人群平均血壓水平與食鹽攝入量有關，減少每日攝入食鹽量可使血壓下降。有報告顯示高血壓患病率和夜尿鈉含量呈正相關，但亦有不同的意見，這可能與高血壓人群中有鹽敏感型和非鹽敏感型之別有關。高鈉促使高血壓可能是透過提高交感張力增加外周血管阻力所致。飲食中K^+、Ca^{++}攝入不足、Na^+/K^+比例升高時易患高血壓，高K^+高Ca^{++}飲食可能降低高血壓的發病率，動物實驗也有類似的發現。

　　（2）脂肪酸與氨基酸

　　降低脂肪攝入總量，增加不飽和脂肪酸的成分，降低飽和脂肪酸比例可使人群平均血壓下降。動物實驗發現攝入含硫氨基酸的魚類蛋白質可預防血壓升高。

　　（3）飲酒

　　長期飲酒者高血壓的患病率升高，而且與飲酒量呈正比。可能與飲酒促使皮質激素、兒茶酚胺水平升高有關。

　　3.職業和環境

流行病材料提示，從事須高度集中注意力工作、長期精神緊張、長期受環境噪音及不良視覺刺激者易患高血壓病。

4.其他

吸菸、肥胖者高血壓病患病率高。

三、高血壓病的危險性分層

根據世界衛生組織和國際高血壓聯盟制定的高血壓病治療指南，高血壓病患者的危險性分層是根據血壓水平、危險因素、靶器官損害以及相關的臨床疾病來確定的，危險分層不同，其發生心腦血管事件的程度及比例也不同。

對於無任何心血管疾病的危險因素、靶器官損害及相關臨床疾病的單純性高血壓患者，其危險性分層可以根據血壓的變化和控制情況來進行評定。即1級為低危，2級為中危，3級為高危。

但是，對於有心血管病的危險因素、靶器官損害及相關臨床疾病的高血壓患者，則不能單純以血壓的變化和控制情況來進行評定了。因為冠心病或靶器官的損害等一旦確立，其危險度就已經明確為高危或極高危，逆轉的機會極少，此時，即使血壓已控制在正常水平，其危險度仍然是高危或極高危。具體判斷標準為：①只有1～2個心血管疾病的危險因素者，1～2級高血壓病為中危，3級高血壓病為極高危；②大於等於3個心血管疾病的危險因素或靶器官損害或糖尿病者，1～2級高血壓病為高危，3級高血壓病為極高危；③並存相關臨床疾病者，各級高血壓病均為極高危。

所以，高血壓病應及早發現，並在靶器官損害或其相關的臨床疾病發生以前及早進行有效的治療，才能將高血壓病的危險程度降到最低。

四、高血壓病的治療措施

高血壓病的診斷一經確立，即應考慮治療。高血壓病屬慢性病，因此需要長期

耐心而積極的治療，主要目的是降低動脈血壓至正常或盡可能接近正常，以控制並減少與高血壓有關的腦、心、腎和周圍血管等靶器官損害。近年來的大量臨床對照試驗結果表明，透過降壓藥物或非藥物治療使血壓降至正常，可減少高血壓患者腦中風的發生率和死亡率，防止和糾正惡性高血壓，降低主動脈夾層分離的病死率。但迄今尚未證實降低血壓能顯著減少冠心病事件（如急性心肌梗塞和心臟性猝死）的發生率，其原因可能是，降壓藥物治療開始太晚，或治療期不夠長，以致未能看到這方面的效果；是否與某些降壓藥物的不良反應有關，也受到一定的關注。

高血壓患者的靶器官損害與血壓增高的程度密切相關。因此，目前臨床上對中、重度高血壓，或已伴有靶器官損害的高血壓患者，均主張應立即開始降壓藥物治療。

舒張壓在12.0～14.0kPa（90～105mmHg）的輕度高血壓患者占高血壓患者的大多數，其血壓常隨各種因素而變動。對這類病人，宜先於四周內不同日多次複查血壓，①其中部分患者舒張壓可降至12.0kPa（90mmHg）以下，這些患者不需治療，但應在隨後的一年內定期隨訪血壓（每三個月一次）；②如4 周後舒張壓仍在12.0～12.7kPa（90～95mmHg），則給予非降壓藥物治療（見下文），並於三月內複查血壓：如三月後舒張壓依舊，患者亦無其他冠心病危險因素存在，則繼續加強非藥物治療，定期隨訪血壓；如4 周後患者舒張壓在12.7～13.3kPa （95～100mmHg），並伴有其他冠心病危險因素，或舒張壓在13.3kPa（100mmHg）以上，則應開始加用降壓藥物治療，並定期隨訪，根據血壓調整劑量。

收縮期高血壓和舒張期高血壓同樣具有危險。近年發表的多中心臨床試驗結果顯示，降壓治療後，隨著血壓的控制，腦中風、冠心病和總死亡均有減少。因此，收縮期高血壓也要積極治療，但對老年收縮期高血壓患者，降壓不能過度。

長期高血壓可導致左心室肥厚。近年研究發現，左心室肥厚是心臟性死亡的一個獨立危險因素。某些降壓藥物（甲基多巴，鈣拮抗劑和血管緊張素轉換酶抑製劑）能減少肥厚左室的質塊和室壁厚度，從而使左室肥厚得到一定程度的逆轉，但目前仍不清楚這一逆轉能否降低左室肥厚所致的心血管病死亡率。近年的一些實驗

動物和人體研究顯示，某些降壓藥（如血管緊張素轉換酶抑製劑）能改善高血壓所伴有的血管結構和功能異常，以及胰島素抵抗。其臨床意義仍有待於進一步研究。

1.一般治療

包括：①勞逸結合，保持足夠而良好的睡眠避免和消除緊張情緒，適當使用安定劑（如地西泮2.5mg，口服）。避免過度的腦力和體力負荷。對輕度高血壓患者，經常從事一定的體育鍛鍊（如練氣功和打太極拳）有助於血壓恢復正常，但對中重度高血壓患者或已有靶器官損害表現的 II、III 期高血壓患者，應避免競技性運動，特別是等長運動。②減少鈉鹽攝入（小於6g氯化鈉/d）、維持足夠的飲食中鉀、鈣和镁攝入。③控制體重，肥胖的輕度高血壓患者透過減輕體重往往已能使血壓降至正常，對肥胖的中重度高血壓患者，可同時行減輕體重和降壓藥物治療。④控制動脈硬化的其他危險因素，如吸菸、血脂增高等。

2.降壓藥物治療

近年來，抗高血壓藥物的研究發展迅速，特別是 β 受體阻滯劑、鈣拮抗劑和血管緊張素轉換酶抑制劑等新型降壓藥的問世，從根本上改變了高血壓藥物治療的面貌。根據不同患者的特點單獨選用或聯合應用各類降壓藥，已可使大多數高血壓患者的血壓得到控制。

3.飛行人員的用藥問題

高血壓病曾是飛行人員停飛的重要原因，隨著大量安全、有效的抗高血壓藥物的出現，使得許多高血壓病患者仍能繼續飛行職業，但並不是所有對高血壓病有效的藥物都適合飛行人員使用。某些藥物對飛行員行使執照所賦予的權利和飛行安全是沒有影響的，CCAR-67FS中規定飛行人員可以使用的藥物包括： 嗪類、利尿劑、血管緊張素轉換酶抑製劑、鈣通道阻滯劑和 β 受體阻滯劑。這裡必須強調的是，不論使用何種藥物來控制血壓，首次使用或更換抗高血壓藥物時，至少應觀察3～4 周，使血壓控制在標準範圍內，並且沒有明顯的藥物副作用。

注意事項：

●在航空醫師指導下使用，不得私自使用或隨意更改藥物種類和劑量；

●高血壓病的控制，不能僅僅依靠藥物，還要採取控制肥胖、限制食鹽的攝入和堅持鍛鍊等綜合措施。

‖ 第三節 冠心病

它是因供應心臟本身的冠狀動脈管壁形成粥樣斑塊造成血管腔狹窄所致心臟病變。由於冠狀動脈狹窄的支數和程度的不同，其臨床症狀也有不同。

冠心病是常見的心血管系統疾病，其發病率隨年齡的增長而升高，不但是目前影響中、老年人身體健康和威脅人類生命最主要的疾病之一，同時還是我們航空人員不能取得健康合格證的常見原因之一。該病占飛行人員醫學停飛的4.2%，居前十位；根據國際民航組織成員國的報告，每年都有1～2名飛機駕駛員因為冠心病而導致空中完全失能，只是由於駕駛艙內還有其他飛行人員，所引起的實際飛行事故要比上述報告略低。1996年，中國某航空公司也曾發生1例飛機駕駛員因冠心病發作而死於行使執照權利期間，成為中國首例飛行人員在空中猝死的病例。鑒於冠心病嚴重危及飛行安全，國內外航空醫學界對它的研究較多，鑑定的要求也較高。此外，冠心病還是機上乘客出現機率最多、危害程度最大的疾病之一。

一、冠心病的易患因素

流行病學調查顯示，高血壓、高血脂、吸菸、糖尿病、肥胖、男性、老年、家族史、女性停經後和缺乏體力、勞累為冠心病的十大易患因素。其中，高血壓、高血脂和吸菸為冠心病的三大危險因素；糖尿病為冠心病的獨立易患因素。

（一）年齡

男性不小於45歲，女性不小於55歲或者早發絕經而沒有進行雌激素替代治療者

冠心病發病的機率大大增加。目前，冠心病的發病年齡有提前趨勢，例如，飛行人員冠心病的發病年齡已提前至30～35歲。

（二）女性雌激素水平

女性雌激素分泌減少者冠心病發病的機率大大增加。50　歲是女性平均絕經年齡，50歲以前，女性心血管疾病的發病率明顯低於男性，約為男性的1/7；女性絕經後內分泌功能發生了明顯的變化，雌激素的分泌減少，對心血管系統的保護作用減弱，患心血管系統疾病的危險逐漸增高，到70歲時，男女心血管系統疾病的發病率趨於一致；到80歲時，女性心血管系統疾病的發病率甚至高於男性。因此，絕經可以被認為是女性生命中的重要轉折點。更年期激素替代治療可以改善絕經期婦女雌激素缺乏的狀態，它是用很小的藥物劑量，維持機體的最低正常需要，就是這一點點的雌激素，不僅能增加對心血管系統有保護作用的高密度脂蛋白的含量，還可降低體內對心血管系統有害的低密度脂蛋白的含量。其次，雌激素還能使動脈粥樣硬化斑塊的結構穩定，減少其破碎或脫落的可能性，從而降低心、腦等器官梗塞的危險性。第三，雌激素還有直接舒張血管的作用。醫學科學已經證實，更年期激素替代治療可以改善腦、心、視網膜和腎臟的供血情況，並發現已患動脈粥樣硬化的婦女，在進行常規治療的同時，加上激素替代療法，能使整個疾病的病程減慢。激素替代療法對心血管系統疾病的保護作用與用藥時間的長短有關，用藥時間越長，獲益越多。目前認為，需要堅持3年或更長時間的替代治療，對心血管系統疾病的保護作用才能得到體現，所以，更年期和絕經期的婦女應多與醫生交流，獲得更多的保健知識，從而大大提高老年期的生活質量。

（三）早髮冠心病家族史

父親和其他男性直系親屬55歲以前，母親和其他女性直系親屬65歲以前確診為心肌梗塞或猝死者，其冠心病發病的機率大大增加。

（四）吸菸

每日吸菸10支以上，冠心病發病的機率大大增加。

（五）高血壓

血壓大於等於140／90mmHg，或進行抗高血壓病藥物治療者，冠心病發病的機率大大增加。

（六）高脂血症

冠心病發病的機率大大增加。

（七）糖尿病

冠心病發病的機率大大增加。

（八）其他

如肥胖和缺乏體力活動者，冠心病發病的機率大大增加。

二、冠心病的臨床表現及診斷

典型的症狀為勞力型心絞痛，在活動或情緒激動時出現心前區壓榨性疼痛，部分患者向左肩部或/和左上臂部放散，一般持續5分鐘至10分鐘，休息或含服硝基甘油等藥物可緩解。部分伴有胸悶或以胸悶為主，嚴重者疼痛較重，持續時間延長，休息或睡眠時也可以發作。病史提問要注意誘因、疼痛的部位、持續時間，有無放散，伴隨症狀及緩解方式。

三、冠心病的治療

可選用鈣通道阻滯劑，硝酸酯類藥物，轉換酶抑製劑進行治療，心率較快者可選用β受體阻滯劑，以緩釋劑為好。可加用腸溶阿司匹林100～325mg　1/d，注意對冠心病危險因素的治療如降壓治療、調脂治療、治療糖尿病、戒煙、禁酒等。還可選用極化液和硝酸酯類藥物靜滴。合併心衰及心律失常時需加用糾正心衰及抗心律失常的治療，必要時可行冠心病的介入治療（PTCA＋支架術），嚴重者可考慮進行

外科搭橋手術。

在人到中年或過60歲的社會人群中，患冠心病的人並不罕見。因為有些人無自覺症狀，心電圖檢查正常。這屬於隱性冠心病，直到有間斷發生心臟病各種症狀時，才引起人們的注意。已經確診為患冠心病的病人，應該學會正確掌握幾種藥物，例如，硝酸甘油、消心痛、安定、中藥保心丸等的正確使用。冠心病發作時，病人都有自我感覺的先兆症狀，例如，心前區悶痛、絞窄感、恐懼感等，可以根據自己以往的經驗自行服藥，就地休息，有條件時吸氧，可以得到很好的效果，不必等醫生，防止嚴重發作。要特別注意，不要勉強堅持所進行的各種活動，危險常常發生在「堅持一下」之中！外出旅行、公務活動，應該攜帶隨身藥品。特別強調戒煙，心絞痛頻繁發作時禁止吸菸。

四、冠心病的預防

冠心病的預防可分為一級預防和二級預防。

一級預防是指控制或減少冠心病的危險因素，以降低發病率。主要包括以下措施：①合理的膳食與營養，即限制高脂肪和高膽固醇食物，把體重控制在標準範圍內；②積極治療高血壓、糖尿病和高膽固醇血症；③戒煙；④適量的、堅持不斷的體育鍛鍊。

二級預防是指對已患冠心病的患者採用藥物或非藥物性措施，以預防冠心病復發和加重。

本章小結

本章主要介紹了一些常見病症的發病原因、臨床表現以及預防與治療的主要方法。透過本章的學習，對於傳染病應重點掌握傳染源、傳播途徑以及預防方法等內容；對於一些常見病應重點掌握起發病原因以及預防與治療的主要方法。

透過本章的學習，對於航空飛行人員有效的預防和治療一些較為嚴重的疾病，

保證航空飛行的身體條件有重要作用。

思考與練習

1.B型肝炎的主要傳播途徑是什麼？其病原體在臨床上是如何進行檢測的？如何預防感染B型肝炎？

2.血壓的正常範圍是多少？理想血壓的範圍是多少？確定血壓超標的方法是什麼？不能取得各級體檢合格證的血壓標準是多少？高血壓病的非藥物治療主要包括哪些方法？飛行人員使用抗高血壓藥物應注意些什麼？

第六章 中國航空衛生法規

導讀

本章主要對與航空飛行的相關法規進行介紹。介紹了《中國民用航空人員醫學標準和體檢合格證管理規則》《中國民用航空航空衛生工作規則》等有關法規的主要內容和相關條款。

學習目標

透過本章的學習，應瞭解和掌握以下主要內容：

知識目標

1.學習《中國民用航空人員醫學標準和體檢合格證管理規則》：瞭解並掌握該法規中關於飛行人員體檢合格證的管理規則，掌握各級體檢合格證的醫學標準。

2.學習《中國民用航空航空衛生工作規則》：瞭解並掌握各類飛行人員的衛生保障內容。

3.掌握空勤人員的傷病治療和療養的具體措施。

技能目標

根據各級體檢合格證的醫學標準，保證飛行人員身體狀況達到要求。

第一節 中國民用航空人員醫學標準和體檢合格證管理規則簡介

一、體檢合格證種類和適用範圍

該管理規則簡稱67 部。67 部將民用航空人員體檢合格證分為：Ⅰ級、Ⅱ級、Ⅲ級、Ⅳ級4個種類，其中Ⅲ級和Ⅳ級又分為Ⅲa級、Ⅲb級和Ⅳa級、Ⅳb級。

Ⅰ級體檢合格證適用於：航線運輸駕駛員、飛機和旋翼機商用駕駛員、領航員和飛行機械員執照申請人及行使這些執照權利的人員，同時還適用於Ⅱ級體檢合格證適用的範圍。

Ⅱ級體檢合格證適用於：飛行通信員、初級飛機、滑翔機和輕於空氣的航空器商用駕駛員、私用駕駛員執照申請人和行使這些執照權利的人員。

Ⅲa級體檢合格證主要適用於：塔臺管制員、進近管制員、區域管制員、近進和區域雷達管制員執照申請人和行使這些執照權利的人員；同時還適用於Ⅲb級體檢合格證適用的範圍。

Ⅲb級體檢合格證適用於報告室管制員、管調管制員、總調管制員、飛行簽派員。

Ⅳa級體檢合格證適用於空服員。

Ⅳb級體檢合格證適用於航空安全員。

二、體檢合格證醫學標準

67部按航空人員所行使執照權利對健康狀況的要求，設置了各類體檢合格證的相應醫學標準。其中Ⅰ級、Ⅱ級、Ⅲa級體檢合格證醫學標準，在寬嚴程度、體例和表述方面與國際民用航空公約附件1《航空人員執照的頒發》基本保持一致與現行體檢標準比較，本規則的醫學標準著重於安全標準，取消了原體檢標準中體檢鑑定結論的預防醫學內容和健康分類，體現了政府職能。

67部實施後，除繼續採用《民用航空招收飛行學生體格檢查鑑定標準》外，以前頒布的規章、標準與67部有牴觸，以67部為準，其他現行的航空人員體檢鑑定標準廢止。

三、體檢合格證的特許頒發

在保證飛行安全的前提下，67部採用了國際通行做法，對於不能滿足相應醫學標準的申請更新Ⅰ級或Ⅱ級體檢合格證的申請人，當其有充分理由證明（指本人身體狀況）能夠安全行使所申請執照的權利時，可向局方提出特許頒發體檢合格證的申請。67部和《管理程序》具體規定了特許申請頒發的程序、應提交的資料及限制條件等。

四、體檢合格證的有效期及計算方法

為了與國際接軌，67部基本採用了國際民用航空公約《附件1》對體檢合格證有效期的規定：

1.持Ⅰ級體檢合格證，行使航線運輸駕駛員、飛機和旋翼機商用駕駛員執照權利時有效期為12個月，其中年滿40週歲者為6個月；行使領航員和飛行機械員執照權利時有效期為12個月。

2.持Ⅰ級或Ⅱ級體檢合格證，行使飛行通信員執照權利時有效期為12個月；行使私用和初級飛機、滑翔機、輕於空氣的航空器的商用駕駛員執照權利時有效期為24個月，其中年滿40週歲者為12個月。

3.Ⅲa級體檢合格證的有效期為24個月，其中年滿40週歲者為12個月；Ⅲb級體檢合格證的有效期為24個月。

4.Ⅳ級體檢合格證的有效期為12個月。

5.體檢合格證有效期的計算方法：自體檢鑑定結論作出之日的下一個日曆月的第一日起，至規定期限的最後一個日曆月的最後一日止。例如：一位40歲以下的航線駕駛員於2001年11月10日當天完成體檢，結論為「合格」，取得局方頒發的Ⅰ級體檢合格證，該員行使航線運輸駕駛員執照權利時，體檢合格證的有效期為12個月。其體檢合格證有效期的計算應從2001年12月1日起，至2002年11月30日止。

五、身體狀況發生變化時行使執照權利的限制

航空人員體檢合格證持有人，在其體檢合格證有效期內身體狀況發生變化，不符合所持體檢合格證的相應醫學標準時，不得行使相應執照的權利。因疾病或手術後遺症連續中斷行使執照權利超過30天時，在行使執照權利前需重新進行體檢鑑定。

六、體檢合格證的樣式

67部規定的體檢合格證正面統一印刷，背面由局方航空衛生職能部門採用總局飛標司制定的影印程序進行影印。樣式的項目中不設職責和終止日期，只註明體檢合格證級別、體檢合格日期，其有效日期根據該員所行使的執照權利來計算。計算方法在體檢合格證的正面說明中註明。例如40週歲以上的Ⅰ級體檢合格證持有人，當他在運行中行使航線運輸駕駛員執照權利時，其所持的Ⅰ級體檢合格證有效期為6個月；當他在行使私用駕駛員執照權利時，其所持的Ⅰ級體檢合格證有效期為12個月。

七、體檢合格證專用章

為規範航空人員體檢合格證管理，減少行政印章的使用頻率，經總局領導批准，航空人員體檢合格證統一使用「中國民用航空總局航空人員體檢合格證專用

章」，並對印章編號作出規定：1，2，3，4，5，6，7，8分別是總局飛標司航空衛生職能部門，華北局、中南局、西南局、華東局、西北局、東北局、烏魯木齊管理局航空衛生職能部門。（具體法規見附錄1）。

第二節 中國民用航空航空衛生工作規則

《中國民用航空航空衛生工作規則》由民航局令第21號發布，自1992年1月1日起施行。

民用航空航空衛生工作規則制定的目的是保障民用航空（簡稱民航）空勤人員身心建康，保證飛行安全，提高飛行勞動效率，促進民用航空的發展。

《中國民用航空航空衛生工作規則》規定的航空衛生工作的基本任務包括：組織實施各種飛行活動的衛生保障；組織實施空勤人員的日常衛生保障和衛生防疫；組織實施招收空勤學生的醫學選拔和學習訓練期間的衛生保障；組織實施空勤人員的體檢鑑定，簽發「空勤人員體檢合格證」（以下簡稱體檢合格證）；組織實施空勤人員的傷病治療與療養；參加航空器事故的人員救護，組織實施航空器事故的醫學調查；開展民用航空醫學的科學研究。

一、飛行衛生保障

（一）飛行的一般衛生保障

飛行人員參加飛行活動時應隨身攜帶民航局簽發的有效體檢合格證；主動配合航空醫師進行出勤前的體檢，如實反映身體狀況；在飲用含酒精飲料8小時之內，或正處於酒精及其他對飛行有不利影響的藥物作用下不能參加飛行；按《中國民用航空飛行規則》的有關規定檢查供氧設備和使用氧氣：飛行前要有充足的睡眠和休息；在執行飛行任務期間，兩餐間隔時間不得超過4小時，防止空腹或飽腹飛行。機長應瞭解本機組人員的健康狀況，發現機組人員身體情況不適宜飛行時，應向航空醫師和值班領導報告，及時做出妥善處置。

飛行簽派機構應對出勤機組人員的「空勤人員出勤健康證明書」進行查驗，認定有效後方可放飛。

生產計劃部門應科學地制定飛行計劃，合理安排航班，嚴格遵守民航局關於飛行人員年度、月份和晝夜飛行時間限制及通用航空各種飛行時間限制的規定。

（二）運輸飛行的衛生保障

在組織實施運輸飛行時，航空公司應有計劃地組織航空醫師體驗航線飛行，參加新開機場、新辟航線的試航飛行，瞭解該航線飛行特點和起降機場的衛生保障狀況，發現問題，及時提出改進意見。為正、副駕駛員配備不同餐食，如配同種餐食，要求正、副駕駛員間隔1小時進餐，以防同時發生食物中毒而危及飛行安全。對駐國外空勤人員集中的地方，應根據所在地的地理環境、氣候特點、飲食衛生及疫情等情況，制定落實航空衛生保障工作的具體措施，必要時可派航空醫師巡迴檢查。按民航局有關標準及時補充或更換班機上的常備藥品和醫療急救器材。

空勤人員駐國外期間，為消除時差影響，應根據自身反應和適應規律，安排好作息時間。機長應管理好機組人員的飲食、作息和體育鍛鍊。

機場應為過往機組提供專門的飲食、休息場所。候機室應設有醫務室，候機室值班醫師應對過往機組進行健康詢問，發現問題及時處理和報告。

乘機旅客應無危及自身及他人安全與健康的疾病。重傷病患者如需乘坐民用航空器，應持縣以上醫療單位出具的可乘機證明，經航空公司同意方可購票乘機，隱瞞病情者後果自負。旅客在候機期間發病，候機室值班醫師應對其及時診治；旅客在空中發病，空服員應立即報告機長，並提供可能的醫療服務。

（三）通用航空飛行的衛生保障

在組織實施通用航空飛行時，通用航空作業基地平面布局、飲食、住宿條件應當符合民航局有關規定。根據作業基地條件，制訂與其相適應的航空器事故人員救

護預案，並與當地政府或援救組織建立聯繫。

組織實施噴撒（灑）化學製劑的飛行任務時，要建立安全防護制度，配備防護用品。要求機組和地面工作人員按規定穿戴防護用品，遵守安全操作規程；隨時清除散落的化學製劑，按規定做好化學製劑的運輸和存放。對作業區範圍內居民進行安全防護宣傳，在藥劑噴撒（灑）地區設置明顯標誌，禁止人畜通行。使用單位應選配有經驗的醫師負責作業基地的衛生防疫和人員保健工作。任何單位或個人不得使用國家禁止使用的化學製劑，如果違反此類規定，機組人員有權拒絕執行該噴撒（灑）任務。噴撒（灑）化學製劑的飛行任務結束後，機務人員應對飛機和噴撒（灑）設備進行徹底清洗。

（四）複雜條件下飛行的衛生保障

在複雜氣象條件下飛行時，衛生保障的重點是預防飛行錯覺和暈機的發生。對飛行中發生錯覺或暈機者，要查明原因，採取相應措施。

在夜間飛行時，夜間視力不良者，不得參加夜間飛行。

在海上飛行時，航空公司和通用航空使用單位應制訂海上援救預案，與當地政府的海上搜尋援救組織取得聯繫，組織海上救護演練；航空醫師應對空勤人員的游泳訓練和救生設備使用訓練進行衛生監督。

在高原地區飛行時，航空醫師應對參加高原地區飛行的空勤人員進行體檢，必要時進行低壓艙檢查，提出空勤人員能否參加高原地區飛行的意見；隨隊航空醫師或高原機場醫務人員應對進駐高原機場初期的空勤人員經常進行健康詢問，必要時進行體檢，重點檢查心血管、呼吸系統機能和血象，並記錄身體反映情況；對患高原適應不全症的空勤人員，及時採取有效的救治措施；指導空勤人員循序漸進地開展體育鍛鍊。航空公司應合理安排參加高原地區飛行的空勤人員的作息時間，適當控制飛行強度。高原地區機場衛生所及外場救護車應配備足夠的供氧設備和氧氣。空勤人員應掌握高原生理衛生知識，遵守高原地區飛行的有關衛生制度，堅持適量的體育鍛鍊，盡快適應高原環境；應選擇易消化、產氣少、維生素含量多的食物。

在炎熱氣候條件下飛行時，航空公司和機場應對空勤人員工作、休息場所採取綜合性的防暑降溫措施，配備充足的飲用水；航空醫師要做好防暑降溫的衛生監督加強健康觀察及衛生防疫工作，防止發生中暑、食物中毒和腸道傳染病，空勤人員要注意防蟻、防毒蟲傷害，必要時按醫囑服抗瘧藥。

在嚴寒氣候條件下飛行時，航空公司和機場應對空勤人員工作、休息場所採取良好的防寒保暖措施；航空醫師要做好空勤人員冬季體育鍛鍊和室外作業的衛生監督，防止凍傷；空勤人員要積極開展體育鍛鍊，提高耐寒能力。在雪地活動或飛行時應戴濾光鏡，防止發生雪盲。

二、空勤人員的日常衛生保障

空勤人員的日常衛生保障工作包括營養衛生、體育鍛鍊、起居作息和自我保健等內容。

空勤人員的營養應滿足飛行勞動特點及航空環境因素對人體影響的特殊需要，要求膳食營養成分合理，烹調方法科學，講究衛生，兼顧口味。航空醫師或營養技士（師）應對空勤人員及家屬、空勤食堂炊管人員進行營養衛生教育，開展營養衛生諮詢，監督空勤食堂嚴格執行《食品衛生法》；定期對空勤人員的營養狀況進行調查分析，提出改進膳食的意見；對患有肥胖、高脂血症、胃腸疾病等病症的空勤人員開展膳食治療工作，為空勤人員提供飲食的食堂、餐廳和航空食品公司應當嚴格執行《食品衛生法》，落實廚房、食堂衛生制度。空勤人員在家就餐時，應注意營養衛生，選擇新鮮、衛生的食品，營養調配合理，應不偏食、不酗酒。需要膳食治療的應在航空醫師指導下進行。

航空醫師應對空勤人員進行體育生理衛生教育，並根據空勤人員體質、年齡和飛行任務特點提出選擇鍛鍊項目的建議；指導平衡機能不良、飛行耐力差和肥胖的空勤人員進行醫療性體育鍛鍊，防治運動外傷。空勤人員應當結合任務特點和個人具體情況，堅持經常性體育鍛鍊。航空公司、飛行學院、療養院應不斷完善體育鍛鍊設施，並保證鍛鍊後有溫水洗澡。

航空醫師應瞭解空勤人員的起居作息情況，根據不同季節、地區和飛行任務等特點提出合理安排作息時間的意見。

空勤人員應接受航空醫師的衛生指導，遵守自我保健制度。身體有不適的感覺時，應及時、主動向航空醫師報告，不得隱瞞病情、病史。

三、院校空勤學生的衛生保障

空勤學生是指飛行學院招收的學習飛行的學生（以下稱飛行學生）和航空公司招收的學習乘務的學生（以下稱乘務學生）。空勤學生的衛生保障工作內容包括空勤學生在院校學習期間日常生活和飛行訓練階段的衛生保障，以及新生入校體檢複查、定期的和畢業時的體檢鑑定等工作。

航空醫師應全面瞭解學生的健康狀況，建立健康檔案；實施衛生防疫，做好日常衛生監督，早期發現疾病，及時治療做好學生體育鍛鍊的衛生監督，避免過度疲勞，防止運動外傷；根據教學大綱的規定，對學生進行一般衛生、航空生理、心理衛生知識教育，對乘務學生還應進行衛生檢疫和食品衛生知識教育。

在飛行學生飛行訓練階段，航空醫師應根據飛行訓練的特點和任務，制定出飛行訓練衛生保障計劃，並按以下要求實施飛行四個階段的衛生保障工作：在飛行預先準備階段，對計劃參加飛行的人員進行健康詢問和體檢，正確掌握放飛條件，提出飛行學生能否參加飛行訓練的意見，並在飛行計劃書上簽字。在飛行直接準備階段，聽取飛行指揮員對當日飛行訓練課目的安排；詢問參加飛行人員的健康狀況和飲食、睡眠情況，對初次單飛的學生，觀察其精神、情緒變化，對因身體原因不適宜飛行或嚴重違反飛行前有關衛生保障規定者，向指揮員提出取消其當日飛行的意見。檢查機上救護用品和機場救護設備。在飛行實施階段，到飛行指揮現場進行衛生監督，隨時瞭解參加飛行人員的身體情況，對主訴身體不適或飛行中出現不良反應者，要及時妥善處理。在飛行講評階段，應瞭解參加飛行的人員飛行後的身體反應，分析產生不良反應的原因，及時採取醫療預防措施。總結、記錄飛行各個階段的衛生保障情況，必要時向衛生管理機構匯報。空勤學生及教員在飛行訓練期間，應嚴格遵守飛行衛生保障的有關規定，及時、如實地向航空醫師反映自身健康狀

況，接受航空醫師的衛生指導。

空勤學生理論學習結束和畢業時，航空醫師應向接收組全面介紹學生的身心健康狀況，移交健康檔案。空勤學生畢業時，航空公司應派航衛人員參加接收組，瞭解所接收空勤學生的身體情況，查閱健康檔案，辦理交接手續。

四、空勤人員的衛生防疫

空勤人員的衛生防疫工作要貫徹預防為主的方針，結合空勤人員工作特點，抓住重要環節，制定並落實衛生防疫的具體措施，防止傳染病的發生與流行。

在衛生防疫工作中，航空醫師應對空勤人員及其家屬進行衛生防病教育，使其瞭解傳染病的預防方法。發現空勤人員患可疑傳染病，應立即隔離觀察，必要時送醫院檢查治療。對駐國外或通用航空飛行基地的機組提出衛生防疫的具體要求，對從疫區返回接觸傳染病人的空勤人員進行檢疫。適時對空勤人員進行預防接種，提高其免疫力。規定為空勤人員辦理傳染病預防接種證書。為空勤人員提供飲食服務的炊管人員應按規定進行體檢，不合格者不得從事此項工作。空勤人員應接受衛生指導和監督，遵守各項衛生制度，防止病從口入。發現家屬患可疑傳染病，應及時向航空醫師報告。空勤人員執行國際飛行任務時，除攜帶有效的體檢合格證外，還應持有效的傳染病預防接種證書並按國家規定接受衛生檢疫人員查驗。

航空器必須符合《中華人民共和國公共交通工具衛生標準》。航空公司應對航空器上的汙水、糞便、垃圾進行無害化處理並定期實施消毒、殺蟲、滅鼠。

五、空勤人員的傷病治療和療養

（一）空勤人員的傷病治療

空勤人員傷病治療分為在隊治療和住院治療兩種形式。收治空勤人員的醫療部門要選配責任心強、有醫療經驗和航空醫學知識的醫務人員負責診療；傷病空勤人員就診、住院應優先安排；對空勤人員的疾病要儘量早期發現，正確診斷，抓緊早

治，精心護理，努力提高醫療效果；未獲批准文號的藥品和未經批准推廣的新療法，不得用於空勤人員。

空勤人員在隊治療時，航空醫師和機場醫療部門的醫師應充分利用現有醫療設備，並積極創造條件，開展對空勤人員的急性病和外傷的緊急醫療救護，對診斷明確、短期內能治癒的傷病進行醫治，根據定期體檢鑑定結論對不影響飛行的慢性疾病進行診治。對空勤人員用藥，要充分考慮藥物與飛行安全的關係，藥物必須對飛行安全無不良影響。空勤人員在隊治療情況，應在其體檢本中詳細記錄。

空勤人員住院治療，一般在民航醫院進行。主治醫師要詳細查閱空勤人員健康檔案，分析病情，盡快完成各項檢查；明確診斷，積極治療，對疑難病例及時組織會診。傷病空勤人員治癒出院，需經科主任批准。出院前應按規定做出單科或全面體檢鑑定結論，並按規定填寫醫療文件。對需要繼續地面觀察、治療或療養者，應提出明確要求。向空勤人員交代出院後注意事項，密封健康檔案，交本人帶回或按祕密文件郵遞。住院空勤人員的飛行不合格結論需經醫院體檢鑑定機構討論決定，並填寫停飛醫務證明書，由主管院長簽署後寄送該空勤人員所在單位。傷病空勤人員住院應持航醫室（科）出具的入院介紹信和體檢本，住院期間應遵守院規，積極配合治療。

對空勤人員住院治療，航空醫師應在送其住院前，在體檢中寫明病情介紹和住院目的。空勤人員在非民航醫院住院時，要主動與醫院聯繫，要求其提供病歷摘要。對治癒歸隊的空勤人員，要執行醫院提出的醫療預防措施，根據需要安排康復療養。認為出院後的空勤人員身體狀況與原體檢鑑定結論不符時，應送體檢鑑定機構重新體檢鑑定。

（二）空勤人員的療養

空勤人員療養的目的是消除飛行疲勞、矯治慢性疾病、增強體質。療養分為健康療養和康復療養兩種形式。空勤人員健康療養通常每年一次，每次25～30天。空勤人員康復療養應由民航醫院、體檢鑑定機構或航醫室（科）提出，通常在民航療

養院進行，療養時間一般為一個月。根據空勤人員健康狀況，療養院可延長其療養時間，但最長不得超過3個月。航空醫師應書面向療養院介紹療養人員的健康狀況及急需矯治的疾病，必要時隨同入院，協助療養院做好體檢、疾病矯治等工作。

療養院的工作應以空勤療養為重點，做好空勤療養員的體格檢查、疾病矯治、營養衛生及體育鍛鍊等工作，並安排好文化生活，努力提高療養效果。對療養期滿的空勤人員做出療養效果評定，評定結果填入體檢本。根據需要對空勤人員進行體檢鑑定。空勤人員入療養院應攜帶療養證件及體檢本，療養期間應遵守院規。

六、航空器事故的人員救護和醫學調查

（一）航空器事故的人員救護

機場衛生機構應根據應急援救計劃，制定航空器事故人員救護預案，建立救護組織，並充分做好急救藥品、器材的儲備和其他準備工作，定期進行救護演練。機場或機場附近發生航空器事故時，航空器事故人員救護組織應在統一指揮下，按救護預案攜帶急救藥品、器材，立即趕赴事故現場，有效地實施救護。航空公司平時應對空勤人員進行救生技術和機上緊急撤離的訓練，提高其自救、互救能力。

（二）航空器事故的醫學調查

航空器事故的醫學調查是航空器事故調查的重要內容之一。航空器事故發生後，航空衛生行政管理機構應派專業技術人員參加事故調查組，進行醫學調查；必要時，聘請法醫、口腔醫師、病理醫師參加。醫學調查的主要任務是查明事故的發生與空勤人員健康狀況的關係，及遇險者致傷、致死的各種因素，提出預防和處理航空器事故的航空醫學方面的建議和措施。

航空器事故醫學調查中，調查人員應參加事故調查會，全面瞭解事故情況，迅速制定該次事故的醫學調查具體方案；參加事故現場調查，聽取事故目擊者的陳述，瞭解現場撤離和救護情況，對調查情況詳細記錄、拍攝、取證；識別死者；採集遇難者的組織、體液，進行病理、毒理、生化檢查；需要時，對直接操縱航空器

的遇難空勤人員進行屍體解剖，以查明有無藥物、酒精作用或潛在疾病存在；調查事故中傷亡人員的救治過程及傷亡原因，並進行傷情統計分析；檢查航空醫師履行職責的情況，聽取航空醫師匯報，查閱機組人員健康檔案和其他有關材料，向機組人員的單位領導、同事、親友等有關人員瞭解該人員有無可能導致事故的生理、心理因素等；做出航空器事故醫學調查結論，填寫「民用航空器事故醫學調查報告表」；調查結論認為事故與機組人員身心健康有關時，應寫出詳細的醫學調查報告。

航空器事故發生後，航空公司應立即封存遇險機組人員的健康檔案，並提交事故調查組。

▌第三節 其他有關法規

一、《國內交通衛生檢疫條例》

《國內交通衛生檢疫條例》自1999年3月1日起施行。

（一）制定的目的、依據和實施範圍

制定的目的：為了控制檢疫傳染病透過交通工具及其乘運人員、物資傳播，防止檢疫傳染病的流行，保障人體健康。

制定的依據：《中華人民共和國傳染病防治法》（以下簡稱傳染病防治法）。

實施範圍：列車、船舶、航空器和其他車輛（以下簡稱交通工具）出入檢疫傳染病疫區和發現檢疫傳染病疫情的非檢疫傳染病疫區的交通工具。

（二）實施規定

對出入檢疫傳染病疫區的交通工具及其乘運人員、物資，縣級以上地方人民政府衛生行政部門或者鐵路、交通、民用航空行政主管部門的衛生主管機構根據各自的職責，採取下列相應的交通衛生檢疫措施：

（1）對出入檢疫傳染病疫區的人員、交通工具及其承運的物資進行查驗。

（2）對檢疫傳染病病人、病原攜帶者、疑似檢疫傳染病病人和與其密切接觸者，實施臨時隔離、醫學檢查及其他應急醫學措施。

（3）對被檢疫傳染病病原體汙染或者可能被汙染的物品，實施控制和衛生處理。

（4）對透過該疫區的交通工具及其停靠場所，實施緊急衛生處理。

（5）需要採取的其他衛生檢疫措施。

非檢疫傳染病疫區的交通工具上發現以下情況，由縣級以上地方人民政府衛生行政部門或者鐵路、交通、民用航空行政主管部門的衛生主管機構根據各自的職責，對交通工具及其乘運人員、物資實施交通衛生檢疫：①有感染鼠疫的齧齒類動物或者齧齒類動物反常死亡，並且死因不明；②有鼠疫、霍亂病人、病原攜帶者和疑似鼠疫、霍亂病人；③有國務院確定並公布的需要實施國內交通衛生檢疫的其他傳染病。

在非檢疫傳染病疫區的交通工具上發現檢疫傳染病病人、病原攜帶者、疑似檢疫傳染病病人時，交通工具負責人應當組織有關人員採取下列臨時措施：

（1）以最快的方式通知前方停靠點，並向交通工具營運單位的主管部門報告。

（2）對檢疫傳染病病人、病原攜帶者、疑似檢疫傳染病病人和與其密切接觸者實施隔離。

（3）封鎖已經汙染或者可能汙染的區域，採取禁止向外排放汙物等衛生處理措施。

（4）在指定的停靠點將檢疫傳染病病人、病原攜帶者、疑似檢疫傳染病病人和與其密切接觸者以及其他需要跟蹤觀察的旅客名單，移交當地縣級以上地方人民政府衛生行政部門。

（5）對承運過檢疫傳染病病人、病原攜帶者、疑似檢疫傳染病病人的交通工具和可能被汙染的環境實施衛生處理。

縣級以上地方人民政府衛生行政部門或者鐵路、交通、民用航空行政主管部門的衛生主管機構根據各自的職責，對出入檢疫傳染病疫區或者在非檢疫傳染病疫區發現檢疫傳染病疫情的交通工具及其乘運人員、物資，實施衛生檢疫，經檢疫合格的簽發檢疫合格證明。交通工具及其乘運的人員、物資，憑檢疫合格證明，方可通行。檢疫合格證明的格式，由國務院衛生行政部門會同國務院鐵路、交通、民用航空行政主管部門制定。

對拒絕隔離、治療、留驗的檢疫傳染病病人、病原攜帶者、疑似檢疫傳染病病人和與其密切接觸者，以及拒絕檢查和衛生處理的可能傳播檢疫傳染病的交通工具、停靠場所及物資，縣級以上地方人民政府衛生行政部門或者鐵路、交通、民用航空行政主管部門的衛生主管機構根據各自的職責，應當依照傳染病防治法的規定，採取強制檢疫措施；必要時，由當地縣級以上人民政府組織公安部門予以協助。

（三）處罰

檢疫傳染病病人、病原體攜帶者、疑似檢疫傳染病病人和與其密切接觸者隱瞞真實情況、逃避交通衛生檢疫的，由縣級以上地方人民政府衛生行政部門或者鐵路、交通、民用航空行政主管部門的衛生主管機構，根據各自的職責分工，責令限期改正，給予警告，可以並處1,000元以下的罰款；拒絕接受查驗和衛生處理的，給予警告，並處1,000元以上5,000元以下的罰款；情節嚴重，引起檢疫傳染病傳播或者有傳播嚴重危險，構成犯罪的，依法追究刑事責任。

在非檢疫傳染病疫區的交通工具上發現檢疫傳染病病人、病原攜帶者、疑似檢

疫傳染病病人時，交通工具負責人未依照《國內交通衛生檢疫條例》規定採取措施的，由縣級以上地方人民政府衛生行政部門或者鐵路、交通、民用航空行政主管部門的衛生主管機構，根據各自的職責，責令改正，給予警告，並處1,000元以上5,000元以下的罰款；情節嚴重，引起檢疫傳染病傳播或者有傳播嚴重危險，構成犯罪的，依法追究刑事責任。

縣級以上地方人民政府衛生行政部門或者鐵路、交通、民用航空行政主管部門的衛生主管機構，對發現的檢疫傳染病病人、病原攜帶者、疑似檢疫傳染病病人和與其密切接觸者，未依法實施臨時隔離、醫學檢查和其他應急醫學措施的，以及對被檢疫傳染病病原體汙染或者可能被汙染的物品、交通工具及其停靠場所未依法進行必要的控制和衛生處理的，由其上級行政主管部門責令限期改正，對直接負責的主管人員和其他直接責任人員依法給予行政處分；情節嚴重的，引起檢疫傳染病傳播或者有傳播嚴重危險，構成犯罪的，依法追究刑事責任。

二、《國內交通衛生檢疫條例實施方案》

根據《國內交通衛生檢疫條例》有關規定，衛生部、鐵道部、交通部和民航總局於1999年9月16日聯合發布了《國內交通衛生檢疫條例實施方案》。

（一）一般規定

當檢疫傳染病暴發、流行並藉交通工具傳播或者有藉交通工具傳播的嚴重危險時，由省、自治區、直轄市人民政府確定檢疫傳染病疫區，並決定對出入檢疫傳染病疫區的交通工具及其乘運人員、物資實施交通衛生檢疫。縣級以上地方人民政府衛生行政部門或者鐵路、交通、民用航空行政主管部門的衛生主管機構，對擬離開檢疫傳染病疫區的人員、物資、交通工具，按職責範圍指定醫療和衛生防疫機構檢疫，並符合下列條件的，簽發檢疫合格證明：

（1）根據國家衛生標準進行診斷，排除了檢疫傳染病病人、病原攜帶者、疑似檢疫傳染病病人和與其密切接觸者的。

（2）交通工具經過消毒、殺蟲、滅鼠等衛生處理，飲用水及食品符合國家衛生標準或者有關規定的。

（3）在鼠疫疫區，屬於非禁止運輸的物資；在霍亂疫區，海、水產品和可能被霍亂病原體汙染的物資，而證明未被汙染的。

（4）其他經檢疫合格的物資。

經檢疫合格的物資，在外包裝上粘貼檢疫合格標誌。

交通工具經消毒、殺蟲、滅鼠等衛生處理，經指定的衛生防疫機構檢查合格，由縣級以上地方人民政府衛生行政部門或者鐵路、交通、民用航空行政主管部門的衛生主管機構發給檢疫合格證明後，方准繼續運行。

在非檢疫傳染病疫區交通工具上發現有感染鼠疫的齧齒類動物或者齧齒類動物反常死亡並且死因不明時，交通工具負責人應當立即報告當地縣級以上人民政府衛生行政部門或者鐵路、交通、民用航空行政主管部門的衛生主管機構。

在交通工具上發現檢疫傳染病病人、病原攜帶者、疑似檢疫傳染病病人時，交通工具負責人必須按照要求立即將交通工具駛往指定的臨時停靠地點。臨時停靠地點的選定應遵循以下原則：

（1）接受衛生檢疫的交通工具可在最短時間內直接到達。

（2）遠離重要城鎮和人口密集區。

（3）檢疫傳染病病人、病原攜帶者、疑似檢疫傳染病病人和與其密切接觸者能夠被及時、方便地移送指定的醫療機構或者臨時設置的交通衛生檢疫留驗站。

（4）具備順利實施交通衛生檢疫工作的必要條件。

（5）具有能迅速調集實施交通衛生檢疫工作人員和物資的交通條件。

在檢疫傳染病疫區內，最後一例鼠疫病人被隔離9日後，最後一例霍亂病人被隔離5日後，以及國務院確定並公布的其他檢疫傳染病最後一例病人被隔離至最長潛伏期後未發現新的檢疫傳染病病人，病人所汙染的物資和場所均經衛生處理合格，疫情得到有效控制，藉交通工具傳播的嚴重危險已經消除，原決定機關可以宣布解除檢疫傳染病疫區，停止實施衛生檢疫。

（二）檢疫傳染病密切接觸者解除隔離、留驗條件

鼠疫：經預防性治療9日，無新發鼠疫病人及疑似鼠疫病人時，可以解除隔離、留驗；如隔離、留驗期間有新發鼠疫病人或者疑似鼠疫病人時，重新隔離留驗9日，9日後無新發鼠疫病人或者疑似鼠疫病人時可以解除隔離、留驗。

霍亂：經預防性服藥後，連續2天糞便培養未檢出病原體或者5日內無新發霍亂病人或者疑似霍亂病人時，可以解除隔離、留驗；如隔離、留驗期間有新發霍亂病人或者疑似霍亂病人時，重新隔離、留驗5 日，5 日後無新發霍亂病人及疑似霍亂病人時，可以解除隔離、留驗。

（三）航空檢疫

1.檢疫傳染病疫區的檢疫工作程序

在乘客辦理登機手續處和機組人員通道口查驗乘運人員的檢疫合格證明，並對登機人員進行健康觀察，無檢疫合格證明者，不准予登機；在旅客候機隔離區內，衛生檢疫人員進行醫學巡視，抽驗旅客檢疫合格證明；對進港、候機、登機的旅客，發現檢疫傳染病病人、疑似檢疫傳染病病人時，應當立即移交航空臨時交通衛生檢疫站。

對離開疫區的航空器，經檢疫合格，發給檢疫合格證明。

物資運輸衛生檢疫：①衛生檢疫人員查驗物資的檢疫合格證明；②衛生檢疫人員對於無檢疫合格證明的物資，符合本實施方案規定的，發給檢疫合格證明。經檢

疫合格的物資；在外包裝上粘貼檢疫合格標誌。

2.鼠疫疫情處理程序

在運行途中的航空器上發現鼠疫病人、疑似鼠疫病人時，機長應當立即透過空中交通管制部門，向民用航空行政主管部門報告以下內容：

（1）航空器所屬公司、型號、機號、航班號。

（2）始發機場、經停機場、目的地機場。

（3）機組及乘客人數。

（4）病人的主要症狀、體徵、發病人數。

機長應當組織人員實施下列臨時交通衛生檢疫措施：

（1）立即封鎖鼠疫病人、疑似鼠疫病人所在艙位，禁止各機艙間人員流動；控制機組人員進出駕駛艙。

（2）對鼠疫病人、疑似鼠疫病人採取就地隔離、採樣等醫學措施。

（3）對汙染或者可能被汙染的環境和病人的分泌物、排泄物進行消毒處理。

民用航空行政主管部門接到疫情報告後，根據本實施方案的要求及民航有關規定，指定該航空器降落機場和臨時停靠點。

航空器降落後，機場管理機構應當組織有關人員實施下列應急衛生檢疫措施：

（1）對鼠疫病人、疑似鼠疫病人就地隔離，並實施應急醫學措施；航空器上其他人員應視為密切接觸者，對密切接觸者進行詳細登記，做好檢診，投服預防藥物。

（2）將鼠疫病人、疑似鼠疫病人移交給當地縣級以上地方人民政府衛生行政部門指定的醫療機構，密切接觸者移交臨時交通衛生檢疫留驗站。

（3）如航空器上發生鼠疫病人、疑似病人死亡，其屍體應經消毒處理後，移交當地縣級以上地方人民政府衛生行政部門指定的醫療機構。

（4）對汙染或者可能被汙染的物資實施消毒，固體廢棄物必須進行焚燒處理。

（5）對航空器實施終末消毒、滅蚤、滅鼠等衛生處理，經檢疫合格，簽發檢疫合格證明後，航空器方可繼續投入運行。

3.霍亂疫情處理程序

在運行途中的航空器上發現霍亂病人、病原攜帶者和疑似病人，機長可按原計劃飛行，同時按照本實施方案的規定，通知空中交通管制部門和目的地機場；並組織人員實施下列緊急措施：

（1）立即封鎖霍亂病人、病原攜帶者和疑似霍亂病人所在艙位，禁止各機艙間人員流動。

（2）將霍亂病人、病原攜帶者和疑似霍亂病人隔離在其座艙一端，實施應急醫學措施，提供專用吐瀉容器，封閉被汙染的廁所，並對吐瀉物進行採樣留驗。

（3）對霍亂病人、病原攜帶者、疑似霍亂病人的吐瀉物和汙染或者可能被汙染的環境進行衛生處理。

航空器降落後，機場管理機構應當組織人員實施下列衛生處理：

（1）確定密切接觸者：與霍亂病人、病原攜帶者和疑似霍亂病人的同行人員、直接護理者，接觸霍亂病人、疑似霍亂病人吐瀉物和其他汙染物的人員均視為

密切接觸者，對密切接觸者進行詳細登記，做好檢診，投服預防藥物。

（2）對霍亂病人、病原攜帶者和疑似霍亂病人實施醫學措施後，移交當地縣級以上地方人民政府衛生行政部門指定的醫療機構，密切接觸者移交臨時交通衛生檢疫留驗站。

（3）如航空器上發生霍亂病人、疑似霍亂病人死亡，其屍體應經消毒處理後，移交當地縣級以上地方人民政府衛生行政部門指定的醫療機構。

（4）確定汙染範圍，對霍亂病人、疑似霍亂病人吐瀉物和汙染或者可能被汙染的物資和環境進行消毒處理。

（5）對航空器上的排泄物、廢水進行消毒後排放，對固體廢棄物進行焚燒。

（6）對航空器進行消毒、殺蟲、滅鼠等衛生處理，經檢疫合格，簽發檢疫合格證明，航空器方可繼續投入運行。

（四）罰則

實施交通衛生檢疫期間，檢疫傳染病病人、病原攜帶者、疑似檢疫傳染病病人和與其密切接觸者隱瞞真實情況、逃避交通衛生檢疫的，由縣級以上地方人民政府衛生行政部門或者鐵路、交通、民用航空行政主管部門的衛生主管機構，根據各自的職責分工，責令限期改正，給予警告，可以並處1,000元以下的罰款；拒絕接受查驗和衛生處理的，給予警告，並處1,000元以上5,000元以下的罰款。

在非檢疫傳染病疫區的交通工具上發現檢疫傳染病病人、病原攜帶者、疑似檢疫傳染病病人時，交通工具負責人有下列行為之一的，由縣級以上地方人民政府衛生行政部門或者鐵路、交通、民用航空行政主管部門的衛生主管機構，根據各自的職責分工，責令限期改正，給予警告，並處1,000元以上5,000元以下的罰款：

（1）未以最快的方式通知前方停靠點，並向交通工具營運單位的主管部門報

告的。

（2）未按規定對檢疫傳染病病人、病原攜帶者、疑似檢疫傳染病病人和與其密切接觸者實施隔離的。

（3）未封鎖已經汙染或者可能被汙染的區域，仍然向外排放汙物的。

（4）未在指定地點停靠的。

（5）未在指定的停靠點將檢疫傳染病病人、病原攜帶者、疑似檢疫傳染病病人和與其密切接觸者以及其他需要跟蹤觀察的旅客名單移交縣級以上地方人民政府衛生行政部門指定的醫療機構或者臨時交通衛生檢疫留驗站的。

（6）未對承運過檢疫傳染病病人、病原攜帶者、疑似檢疫傳染病病人的交通工具進行衛生處理，無檢疫合格證明，繼續運行的。

縣級以上地方人民政府衛生行政部門或者鐵路、交通、民用航空行政主管部門的衛生主管機構，對發現的檢疫傳染病病人、病原攜帶者、疑似檢疫傳染病病人和與其密切接觸者，未依法實施臨時隔離、留驗、醫學檢查和其他應急醫學措施的，以及對被檢疫傳染病病原體汙染或者可能被汙染的物資、交通工具及其停靠場所未依法進行必要的控制和衛生處理的，由其上級行政主管部門責令限期改正，對直接負責的主管人員和其他直接責任人員依法給予行政處分。

對違反本實施方案引起檢疫傳染病傳播或者有傳播嚴重危險，構成犯罪的單位和個人，依法追究刑事責任。

三、《食品衛生法》

制定的目的：保證食品衛生，防止食物汙染和有害因素透過食品對人體造成危害，保障人民身體健康，增強人民體質。

（一）食品的衛生

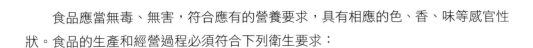

食品應當無毒、無害，符合應有的營養要求，具有相應的色、香、味等感官性狀。食品的生產和經營過程必須符合下列衛生要求：

（1）保持內外環境整潔，消除蒼蠅、老鼠、蟑螂和其他有害昆蟲及其滋生的條件，與有毒、有害場所保持規定的距離。

（2）食品生產經營企業應當有與產品品種、數量相適應的食品原料處理、加工、包裝和儲存等廠房或場所。

（3）應當有相應的消毒、更衣、清洗、採光、照明、通風、防腐、防塵、防鼠、防蠅、洗滌、汙水排放、存放垃圾和廢棄物的設施。

（4）設備布局與工藝流程應當合理，防止待加工食品與直接入口食品交叉汙染、原料與成品交叉汙染，食品不得接觸有毒物和不潔物。

（5）餐具、飲具和盛放直接入口食品的容器，使用前必須洗淨、消毒，餐具、飲具等用具用後必須洗淨，保持清潔。

（6）儲存、運輸和裝卸食品的容器包裝、工具、設備和條件必須安全無害，保持清潔，防止食品汙染。

（7）直接入口的食品應當有小包裝或者使用無毒、清潔的包裝材料包裝。

（8）食品生產經營人員應當保持個人衛生：生產、銷售食品時，必須將手洗淨，穿戴清潔的工作衣、帽；銷售直接入口食品時，必須使用相應的售貨工具。

（9）飲用水必須符合國家規定的城鄉生活飲用水衛生標準。

（10）使用的洗滌劑和消毒劑應當對人體安全、無害。

禁止生產經營：

（1）超過保質期限以及腐敗變質、油脂酸敗、霉變、生蟲或其他感官性狀異常的食品。

（2）含有毒、有害物質或被有毒、有害物質汙染，可能對人體健康有害的食品。

（3）含有致病性寄生蟲、微生物或微生物毒素含量超過國家限定標準的食品。

（4）未經獸醫衛生檢驗或者檢驗不合格的肉類及其製品。

（5）病死、毒死或死因不明的禽、畜、獸和水產動物及其製品。

（6）摻雜使假，影響營養和衛生的食品。

（7）含有未經國務院衛生行政部門批准使用的添加劑或者農藥殘留超過國家規定容量的食品。

（8）不得在食品中加入藥物。但是可以加入按照傳統既是食物又是藥物的食品原料調料或營養強化劑。

（二）食品衛生管理

定型包裝的食品和食品添加劑，必須在包裝標識或者產品說明書上按照規定標出品名、產地、廠名、生產日期、批號、規格、主要成分或配方、保質期和食用方法等。食品包裝標識必須清楚；容易辨識，在國內銷售的食品，必須有中文標識。

食品生產經營人員每年必須進行健康檢查；新參加工作和臨時參加工作的食品生產經營人員必須進行健康檢查，取得健康證後才能參加工作。凡患有產生痢疾、傷寒、病毒性肝炎等消化道傳染病（包括病原攜帶者）、活動性肺結核、化膿性或者滲出性皮膚病以及其他有礙食品衛生疾病的人，不得參加接觸直接入口食品的工

作。

（三）食品衛生監督

縣級以上地方人民政府衛生行政部門對已造成食物中毒事故或者有證據證明可能導致食物中毒事故的，可以封存造成食物中毒或者可能導致食物中毒的食品或原料，封存被汙染的食品用具並責令該食品生產經營者進行清洗消毒；經檢驗屬於被汙染的食品予以銷毀。

（四）處罰

對生產經營不符合衛生標準的食品，造成食物中毒事故或者其他食源性疾患的，責令其停止生產經營，銷毀導致食物中毒或者其他食源性疾病的食品，沒收非法所得，並處1,000元以上50,000元以下的罰款。對生產經營不符合衛生標準的食品，造成嚴重食物中毒事故或者其他食源性疾患，對人體健康造成嚴重危害的，或者在生產、經營的食品中摻入有毒、有害的非食品原料的，依法追究刑事責任。

未取得衛生許可證或者偽造衛生許可證從事食品生產經營活動的，予以取締，沒收非法所得，並處非法所得1倍以上5倍以下的罰款；沒有非法所得的，處以500元以上30,000元以下的罰款。塗改、出借衛生許可證的，收繳衛生許可證，沒收非法所得，處以非法所得1倍以上3倍以下的罰款；沒有非法所得的，處以500元以上10,000元以下的罰款。

對食品生產經營過程不符合衛生要求的，責令其改正，給予警告，可以處以5,000元以下的罰款。拒絕改正或者有其他嚴重情節的，吊銷衛生許可證。

生產經營禁止生產經營的食品的，責令其停止生產經營，立即公告收回已售出的食品，並銷毀該食品，沒收非法所得，並處以違法所得1倍以上5倍以下的罰款；沒有違法所得的，處以1,000元以上50,000元以下的罰款。

食品生產經營人員未取得健康證明而從事食品生產經營的，或者對患有疾病不

得接觸直接入口食品的生產經營人員不按規定調離的，責令改正，可以處以5,000元以下的罰款。

本章小結

本章主要介紹了《中國民用航空人員醫學標準和體檢合格證管理規則》、《中國民用航空航空衛生工作規則》等有關法規的主要內容，相關條款。本章在學習過程中，應重點掌握體檢合格證的管理規則、各級體檢合格證的醫學標準方面的內容。

透過本章的學習，對於航空飛行人員明確國家有關法規對飛行人員身體方面的具體規定，保證體檢合格具有一定的指導作用。

思考與練習

1.Ⅰ、Ⅲ級體檢合格證的適用範圍有哪些？其有效期為多久？

2.體檢合格證的有效期是如何計算的？什麼情況下可以延長？最多可以延長多久？

3.體檢合格證特許頒發的適用範圍有哪些？

4.合格證需重新鑑定的情況是什麼？

5.合格證持有人不得使用的藥物有哪幾大類？

6.正常人的脈搏範圍是多少？正常人的血壓範圍是多少？血壓的測量有哪些要求？收縮壓持續超過多少或/和舒張壓持續超過多少，各級體檢合格證均不合格？患有高血壓病的飛行人員允許使用的抗高血壓藥物有哪幾大類？

7.消化性潰瘍、急性病毒性肝炎、泌尿系統結石、脊柱骨折（不伴脊髓損傷）、腰椎間盤突出、四肢單純性骨折和脊柱結核各在什麼情況下合格？

8.Ⅰ、Ⅲ級體檢合格證的視力標準是什麼？

9.CCAR-67FS規定哪些違規行為會受到處罰？

10.在執行飛行任務期間，飛行人員兩餐間隔不得超過多長時間？在運輸飛行中，正、副駕駛員用餐有何要求？

11.空勤人員療養的目的是什麼？分為哪兩種形式？通常多長時間一次？每次多長時間？

12.在非檢疫傳染病疫區的交通工具上發現檢疫傳染病病人、病原攜帶者、疑似檢疫傳染病病人時，交通工具負責人應當組織有關人員採取哪些臨時措施？

13.在非檢疫傳染病疫區的交通工具上發現有感染鼠疫的齧齒類動物或者齧齒類動物反常死亡並且死因不明時，交通工具負責人應怎樣做？

14.在交通工具上發現檢疫傳染病病人、病原攜帶者、疑似檢疫傳染病病人時，交通工具負責人必須按照要求立即將交通工具駛往指定的臨時停靠地點。臨時停靠地點的選定應遵循哪些原則？

15.在運行途中的航空器上發現鼠疫病人、疑似鼠疫病人時，機長應當立即透過空中交通管制部門，向民用航空行政主管部門報告哪些內容？機長應當組織人員實施哪些臨時交通衛生檢疫措施？

16.在運行途中的航空器上發現霍亂病人、病原攜帶者和疑似霍亂病人時，機長可按原計劃飛行，同時按照本實施方案的規定，通知空中交通管制部門和目的地機場；同時組織人員實施哪些緊急措施？

17.食品生產經營人員多長時間必須進行健康檢查？患有哪些疾病，不得參加接觸直接入口食品的工作？

第六章 中國航空衛生法規

航空急救篇

　　飛行安全是航空運輸企業應當考慮的首要問題。所謂的安全就是「無事故」，一旦發生空難事故，機組人員則應當將事故所造成的危害降到最低限度。百分之八十的空難事故發生在起飛三分鐘和落地前的八分鐘之內，通常將這段時間稱為「危險十一分鐘」。

　　在陸地迫降中，許多旅客由於飛機迫降過程中發生的煙霧和起火，而導致喪生；而在水上迫降中，發生起火是極為罕見的。在飛行中發生的失火和釋壓的情況，有可能最終會演變成一次迫降。

　　據統計，多數發生在起飛和著陸時的空難事故中的旅客能夠倖存。這是因為有以下幾個原因：此時飛機的飛行高度較低；飛行速度較小；迫降通常發生在機場或附近的空曠地面，較易獲得救助；現代飛機的設計更趨合理，迫降時的衝擊力被分散，減輕了機身被破壞的問題。所以我們通常把這類空難稱之為「有生存可能的空難」。

　　世界各地曾發生過各種空難事故，其中有許多處置事故成功典範。多數的旅客無法在沒有機組人員指導和幫助的情況下迅速逃生。成功處置迫降事件的關鍵在於全體機組人員，尤其是空服員在機長指揮下完成撤離的能力，這就需要每個機組人員明確自己的職責和任務。

　　空服員在實施飛行的全過程中，應始終對可能發生的各種緊急情況保持警戒。這可以使我們儘早地發現問題，充分地估計形勢，及時地做出決策，為有可能做出的迫降決定爭取更多的準備時間，最終降低迫降所帶來的危害。

　　飛行機組人員通常可以憑藉豐富的飛行經驗、先進的飛行管理系統及時瞭解飛

行運行中發生的各類問題,然而有些情況的出現是駕駛艙機組人員所不能掌握到的,客艙中工作的空服員卻能更早地觀察到這些情況。

任何空服員所注意到的異常情況要及時報告機長。空服員要記住的是,永遠不要低估自己的飛行經驗和判斷力。如果你確實沒有把握判定身邊所發生的狀況是否危及飛行安全,那麼你也可以將你的憂慮與疑惑告訴一起飛行的同伴或座艙長(主任)。

因此,一旦出現突發事件,掌握必要的急救知識和手段,對於保證飛行人員及全體旅客的生命是極其必要的。

第七章 機上旅客突發疾病的急救服務

導讀

本章主要對飛機上的簡單醫療服務進行介紹。介紹在航空飛行中一旦出現昏迷、心臟停搏、緊急分娩以及經濟艙綜合症等緊急情況下的一些治療方法和手段。

學習目標

透過本章的學習,應瞭解和掌握以下主要內容:

知識目標

1.昏迷:瞭解並掌握航空飛行中昏迷的主要原因。

2.經濟艙綜合症:瞭解並掌握經濟艙綜合症高危因素以及預防手段。

技能目標

1.在實際飛行工作中,掌握昏迷程度的判定,以及昏迷的急救方法。

2.掌握心肺復甦術的主要方法和步驟。

3.掌握機上流產或分娩的急救手段。

本章導言

　　當問到空服員在飛行中她們最擔心的問題是什麼時，答案是多種多樣的，但統計表明，居首位的回答是乘客或機組成員的猝死。有時在航空旅行的途中會發生緊急的事件，大部分的急症事實上都發生在機場內，不過偶爾在飛機上還是會遇到緊急的情況。飛機上最常見的急症是暈厥、腸胃毛病與心絞痛。一般來說，發生緊急情況時除了機上的工作人員之外，通常會請求機上的醫師協助，甚至於會改變飛行的目的地以搶救病人的生命。雖然飛機上會有急救箱，但是目前為止機上的急救箱並沒有標準化的配備。根據國際民航組織的資料發現，每年每百萬旅客約有0.31人在機上死亡，其中有一半是因為突發性的心跳停止，所以越來越多的飛機上會準備有電擊器。只是這些心跳停止的病人中有80%都無法在第一時間發現，更無法適時的施予電擊。

　　遇到緊急情況後，空服員的任務是提供必要的，但又是基本的緊急救治，直到專業醫務人員趕到，而不是診斷某人病情或進行預先治療。採用急救常識是提供急救工作中的重要部分。主要措施：

①評估傷勢時讓乘客保持舒適安靜。

②不要讓其他乘客圍觀病人。

③千萬別忽視乘客對有關疾病或傷痛的抱怨。

④除非絕對必要，否則不要移動乘客；保持最適合他/她病情或傷害的位置。

⑤提供急救時，應考慮機艙內特定形勢下有限而特定的空間。

⑥不得進行皮下注射。

⑦只有在告訴乘客並得到示意或默認後，才能給以服用口服藥。

⑧提供急救時，應及時觀察乘客的生命跡象。

⑨不要當著乘客的面討論其病情，通常有些看上去失去意識的人是能夠聽得見的。此外，也不要在不必瞭解情況的人能聽到的情況下討論乘客的病情，如其他乘客或新聞媒介代表。

⑩如果乘客自稱醫生，應要求看一下其證件並確定他是哪科的醫生。

⑪　直到醫生或合格的代表來到後，才可離開病人。

⑫　通知並讓機長瞭解情況。

⑬　完成相應的行政步驟和文件。

⑭　識別生命跡象，並提供急救幫助。

⑮　每一位空服員都應作為集體的一員來履行職責以確保迅速而有效的處理情況。

第一節 不適合航空飛行的身體狀況

航空旅行為現代人提供了快速而簡捷的運輸方式，也提供現代人旅遊的便利性。然而在航空旅行之中，機艙密閉空間氣壓隨飛行高度的變化而變化，事實上會對旅客的健康產生明顯的影響，絕對不可掉以輕心。一般所採用的航空運輸工具有四大類：民航噴射機、小型民航機、輕航機、直升機，我們要討論的對象將以大型

的民航噴射機為主。

一般在海平面時，我們所吸入的空氣中氧氣含量約是21%，換算成氧氣分壓則約在149mmHg，但是到了8,000英呎高度時就只剩108mmHg了。由於人類若是急速地由海平面上升至約10,000 英呎高度時，可能會出現高山症，所以不管各種機型的飛機在任何的飛行高度都不會讓機艙內的壓力維持在相當於8,000～10,000英呎高度以上的情形，也就是說不會讓機艙內的氧氣分壓低於108mmHg。一般的正常人在處於10,000英呎的高度時雖然氧氣分壓下降，但是其血紅素的氧氣飽和率還可以維持在90%左右，這樣的情形還不會造成不適的症狀。但是，若是有心肺疾病的人就不是這樣了。所以，有心肺疾病的人在旅程規劃時一定要考慮到這一點，在10,000英呎高度時吸入100%的氧氣時，氧氣分壓約可以達到440mmHg，一般而言對輕中度的心肺病患者應該已經足夠。

一、氧氣的補充

如果在機上需要補充氧氣的話，一般還是建議給予較高濃度（接近100%）的氧氣。如果機上可以做病人的血氧分析的話，或許就可以做得更好一些；但是一般在飛機上都沒有這些設備，所以只能給予高濃度的氧氣。然而，有些狀況就更複雜了，如很多慢性阻塞性肺疾病的病人因為長期的二氧化碳累積，此時呼吸中樞是仰賴血液中相對缺氧的狀態來維持呼吸的動力，這種病人給予高濃度的氧氣可能適得其反。一般飛機上的氧氣面罩是緊急使用的，無法提供單一患者使用，所以有這種需要的人最好要事先估計好飛行時間，計算好所需的氧氣量（最好再加倍準備）自己攜帶氧氣筒來旅行。但是一定也要準備好相關的器具，如氣閥，以免臨時無法使用，以氣管內管協助呼吸的病人一定要攜帶空氣潮濕瓶。

二、壓力傷害

氣壓變化所造成的問題不只是氧氣濃度的改變而已，根據波以耳定律，氣體會隨著壓力改變而改變體積。當我們在8,000 英呎高度時，在海平面相同體積的空氣已經會膨脹達30%，這種氣體體積的變化會對一些人造成嚴重的後果，例如在臨上飛機前才剛潛完水的人、氣胸的病人、腸胃脹氣的病人、顱部手術完頭顱內空氣尚

未吸收完全時,或是身上有空氣壞疽時都有可能因為氣壓變化造成體內空氣的膨脹而出現嚴重的後果。某些病人若是帶著氣管內管上飛機時也要注意,因為在飛機上升時很可能會造成氣管內管固定氣球的空氣膨脹,隨之造成氣管內壁黏膜的壞死;反過來說,當飛機在下降時,固定氣球的空氣可能相對的收縮,使得氣管內管出現漏氣的徵兆。

氣胸的病人從事航空旅行尤其危險,因為隨著氣壓的變化,肺部的氣泡可能會破裂而造成嚴重的氣胸,如果造成張力性氣胸,以飛機上有限的設備是有很大的生命危險的。另一方面由於氣壓的改變,腸胃道內的空氣也會膨脹造成脹氣,甚至可能向上壓迫肺部呼吸的功能;如果之前曾經接受過腹部手術的話,甚至可能因此造成手術部位傷口的撕裂,所以一般不建議腹部手術24小時內的病人從事航空旅行,倘若特殊情況必須旅行的話,則將飛航高度保持在4,000英呎以下比較安全。

上飛機前從事潛水的旅客最少要相隔八個小時以上再上飛機,如果情況許可,最好是相隔24小時以上。因為之前潛水時所用氧氣筒內的氮氣可能在吸收後隨著氣壓的減低而自血液中溶解出來造成氣體栓塞,如果必須要飛行時,就一定要保持在低飛航高度,最好能將機艙壓力維持在海平面的水準。

三、機艙內的環境

1.空調環境

現代廣體客機多採循環式空調,大約每3~4分鐘機艙的空氣會與外界空氣完全交換一次。由於機艙內的空氣會不斷循環,所以在狹小的密閉空間之內待上一段長時間會令人擔心疾病的傳播。現代客機內多配有高效率的空氣過濾器,可以有效去除99.97%小於3微米的空氣中粒子,但是一般的病毒與某些細菌大小多在0.1~1微米之間,使得這些病原菌的傳播更有利。根據一些研究發現,由於機艙的環境,其所傳播的細菌與地面情況比起來也不太相同。截至目前,經機艙中空氣傳染的疾病僅有流行性感冒與肺結核被證實。

2.低濕度

現代的廣體客機在起飛達穩定飛行高度之後的一兩個小時之內，其空氣相對濕度便降的很低。在經濟艙內由於乘客較多還可以維持相對濕度約25%，而頭等艙僅有約5%～10%，是相當乾燥的環境。然而，一般乘客在這樣的環境之中並不容易察覺出變化，一直要到濕度改變持續八個小時以上才會察覺，因為之前的差距可以經由身體正常口渴中樞來調整。雖然並沒有全身性的缺水現象，但是會因為局部的缺水而造成不適，例如眼睛、皮膚與鼻咽的乾燥。治療上只能以局部人工淚液、皮膚乳液擦拭與濕毛巾遮口呼吸來解除症狀，但是都只能暫時改善。

3.游離輻射

機艙內的游離輻射隨著飛行高度的不同而有所差異，當飛機飛到40,000英呎高度時，其機艙內暴露的游離輻射高達海平面的六倍。所以飛行員、空服人員等因為職業的關係，長期暴露在大量的游離輻射之中。根據國際游離輻射保護委員會的建議指出：時常飛行的人應該要保持一年的飛行時數少於2,000小時，而孕婦的飛行時數在懷孕期間應保持在200小時以內，以免過度的游離輻射劑量。

四、上飛機前的評估

1.缺氧的狀況

當飛行在7,000英呎高度時，每個人的血氧飽和度都會從海平面的98%降到92%左右，這樣的改變一般都沒有症狀，但是對一些有心肺疾病的人就不是如此了。如果一個人的肺功能是正常的，即使他是一個狹心症或是中風的病人，因為機艙壓力變化所導致的缺氧狀況應該是不會造成嚴重的影響；但是如果病人有嚴重的貧血（血紅素小於7gm/dL）就會出現缺氧的症狀。上飛機前的評估基本上仰賴病史與簡單的測驗，如果病患能夠在平路連續行走100公尺，同時將血氧濃度維持在70mmHg的話，這樣的人在飛行時大概就不必仰賴氧氣。可能的話，高空仿真測驗（High Altitude Simulation Test）以低於海平面的氧氣濃度環境做肺功能測試更有幫助，不過這並不是例行的檢查。由於有心肺疾病的人在飛機上可能需要一些協助，而各航空公司所能提供的內容又不盡相同，所以在出門前還是先與航空公司聯繫比較好。

2.孕婦

懷孕36周以上的孕婦不適合搭乘國際航線的飛機，而38周以上的孕婦更是連國內班機都不應搭乘。在飛航的過程中，有一些因素可能導致孕婦早產：（1）生過很多小孩的孕婦；（2）之前有早產病史者；（3）年齡較大的經產婦；（4）高危險妊娠的產婦。如果是一個健康而正常的懷孕過程的話，理論上38周以前搭飛機旅行都很安全，但是這個時期的孕婦在旅行時一定考慮到在當地生產的可能，所以一定要先妥善的安排。另一方面，如果是經常搭乘飛機的孕婦，要小心游離輻射所造成的問題，而產後兩星期內也不建議搭機。

3.靜脈栓塞

長途旅行與靜脈栓塞或血栓的形成有明顯的關聯，這種情形稱之為「經濟艙症候群」。出現經濟艙症候群有一些危險因子，包括：（1）抽菸；（2）肥胖；（3）使用避孕藥者；（4）曾有靜脈栓塞病史者；（5）身材較高的人可能也比較危險。在長途飛行當中腿部的腫脹是很常見的，但是在有限的研究當中發現，飛行中凝血功能並沒有明顯的改變，因此在長途的飛行時建議旅客多喝水、避免飲用過量的酒精與鼓勵腿部的活動可以減少靜脈血栓的形成，也可以針對個別的病患建議穿著彈性襪。對於一些高危險的旅客（例如過去曾經出現深部靜脈栓塞）可以採用一些預防性的藥物，由於這一方面並沒有很足夠的研究可以佐證，目前已知使用阿司匹林無法有效預防血栓形成，不過，抗凝血劑還是有幫助的。

4.耳鼻喉的疾病

一個旅客若是還有中耳的問題，如感冒或是過敏性鼻炎的話，一般是不太建議上飛機的，除非飛機可以維持在很低的高度飛行。中耳是最常受到壓力傷害的地方，主要是因為耳咽管的不平衡，而耳咽管的不平衡多半都是與感冒有關。平衡中耳內外的壓力差有一些方法，包括吞嚥動作、打哈欠等，但是在上呼吸道發炎腫脹時，這些動作常常都徒勞無功，所以可以採用一些抗鬱血劑來幫忙。

如果中耳內外的壓力持續不平衡，旅客會出現持續性的耳朵疼痛、傳導性的聽

力障礙及暈眩，在飛機落地的幾小時內接著就會出現中耳積水的情形。這樣的結果可以改善病人的中耳內外壓力差，使旅客依然感到很不舒服，如果持續積水的話，感染的機率也會上升。一般的治療只是支持性的，包括消腫藥物、抗鬱血劑及簡單的抗生素等，這種情形大約在5～10天後就會恢復正常。有的時候如果情形嚴重，旅客會出現耳膜破裂的情形。

五、不適合航空飛行的情況

1.絕對不適合航空旅行的情形：

●沒治療過的氣胸。

●最近進行過腹部手術。

●顱內有空氣的病人。

●空氣壞疽的病人。

●組織內含有過度飽和氮氣的潛水遊客。

2.相對不適合航空旅行的情形：

●意識模糊。

●呼吸功能不佳。

●心臟衰竭。

●體腔內有未排除之空氣者。

●極度貧血者（血色素在7 gm/dL以下）。

●鐮狀血球貧血。

●精神狀態異常。

●未治癒的傳染病。

●嚴重燒傷病患。

●打石膏患肢腫脹的患者。

第二節 經濟艙綜合症的急救

「經濟艙綜合症」是指在經濟艙，旅客只能長時間坐在座位上，造成腿部血栓，血栓進入心臟血管引起心肌梗死。在美國，「經濟艙綜合症」每年已影響到近200萬人的健康。研究「經濟艙綜合症」的專家指出，原本以為最容易患上「經濟艙綜合症」的是老人，正服用避孕藥片的婦女，體重過重和剛做過手術的人等，但是現在看來任何一名經濟艙乘客都有可能受到「經濟艙綜合症」的襲擊，身體健康者也不例外。

飛機給人們帶來了極大的方便，它使我們的世界看上去似乎比原來要小。然而，在飛機問世一個多世紀之後，「經濟艙綜合症」的出現卻使得人們對乘飛機產生了恐懼。受「經濟艙綜合症」困擾的大部分是中年人和老人。儘管現代醫學還不清楚導致「經濟艙綜合症」的根本原因，但是可以肯定，飛機上經濟座艙空間狹小，旅客在長途飛行中只能保持坐姿是最關鍵的一點。長時間保持同一姿勢可導致人的腿部血液循環出現障礙而形成血栓，如果這些小的血凝塊「流竄」到心臟或肺這樣的器官，就會產生肺或心臟供血不足引發死亡的病症。

前不久，德國的科學家試圖透過實驗尋找引發「經濟艙綜合症」的原因，他們發現，有些人容易患「經濟艙綜合症」的原因可能是他們體內負責產生凝血素的f2基因發生變異。f2基因是一種有凝結作用的蛋白質，如果這種蛋白質超量，就會釋放出過多的凝血素，然後產生更多的凝血酶，導致血栓形成傾向。

要預防「經濟艙綜合症」可以從以下幾個方面：

1.充分飲水和攝入些檸檬。科學家建議乘客在飛行途中多攝入些檸檬。因為日本名古屋東海學院大學的研究人員發現，檸檬中含有檸檬酸和檸檬多酚，可減少凝血的可能性，有助於調節血液循環，避免發生深靜脈血栓形成。

2.長途飛行中不要過多飲用含有酒精類的飲料，但適量飲用含有糖分和鈉離子的所謂離子飲料，可以使乘客排尿量減少，有利於體內液體的保持和抑制血液黏滯度的升高，對預防「經濟艙綜合症」有一定好處。

3.不要吸菸。

4.腿部做伸展或按摩運動。科學研究人員已經發現了種種方法以幫助人們擺脫預防「經濟艙綜合症」。針對機艙內空間狹小，迫使旅客們不得不保持坐姿的問題，設在倫敦的空中夥伴包租公司對一架波音747客機進行了改裝，他們在機艙中安裝了一條總長130公尺的環形跑道，以幫助乘客避免因長途飛行導致深靜脈血栓。據該公司稱，試飛顯示乘客都很積極利用這條跑道。為防止長時間的飛行造成血栓。同時，要知道在長途飛行中儘量多活動，即使不便離開座位，也要儘量活動腳趾，讓血液流通。

5.40歲以上的人避免作密集的空中旅行。

6.手術後不要立即作空中旅行。

7.有血栓家族史的乘客應倍加小心。

8.穿長筒襪能防止「經濟艙綜合症」。

第三節 對昏迷旅客的急救

昏迷是指意識完全喪失，是最嚴重的意識障礙，是高級神經活動的高度抑制狀

態。顱內病變和代謝性腦病是常見的兩大類病因。

一、昏迷分類

根據程度分為：①淺昏迷。對強烈痛刺激有反應，基本生理反應存在，生命跡象正常。②中度昏迷。對痛刺激的反應消失，生理反應存在，生命跡象正常。③深昏迷。除生命跡象存在外，其他均消失。④過度昏迷。即腦死亡。

某些部位的病變可出現一些特殊的昏迷：①醒狀昏迷。又稱去皮質狀態，兩側大腦半球廣泛性病變。②無動性緘默症。網狀結構及上行激活系統病變。③閉鎖綜合症。橋腦腹側病變。

昏迷應與嗜睡、意識混濁、昏睡及木僵等有區別。昏迷時常有生命跡象的急劇變化。多種生理參數（心、肺功能、體溫、腦電圖、腎功能及各種生理反射等）的監測是必不可少的。首要的是針對病因積極治療，預防合併症，保護心、肺、腎及中樞神經系統功能。

二、昏迷的原因分類

以下是依據昏迷病人有無腦膜刺激症和局灶性腦症狀對昏迷病因作簡單的劃分歸類。

1.腦膜刺激症陽性和局灶性腦症狀陰性：

（1）突然發病，以劇烈頭痛為前驅症狀者，常為蛛網膜下腔出血。

（2）突然發病，以發熱為前驅症狀者，常為腦膜炎、腦炎。

2.腦膜刺激症陽性/陰性和局灶性腦症狀陽性：

（1）與外傷有關者，多為顱腦外傷、硬膜外血腫、硬膜下血腫。

（2）突然發病者，多為腦出血、腦梗塞。

（3）以發熱為前驅症狀者，多為腦膿腫、腦脊髓炎、腦血栓性靜脈炎。

（4）緩慢發病者，多為腦瘤、慢性硬膜下血腫。

3.腦膜刺激症陰性和局灶性腦症狀陽性：

（1）尿有異常者，要考慮尿毒症、糖尿病、急性尿　　症。

（2）處於休克狀態者，多為低血糖、心肌梗塞、肺梗塞、大出血。

（3）有明確中毒原因者，多為酒精、安眠藥、一氧化碳、有機磷農藥等中毒。

（4）有黃疸症狀者，多為肝性腦病。

（5）有紫紺症狀者，多為各種原因引起的肺性腦病。

（6）有高熱症狀者，多為重症感染、中暑、甲狀腺機能亢進危象等。

（7）有體溫過低者，多為休克、黏液性水腫，凍傷等。

（8）有特殊氣息氣味者，多為糖尿病、肝性腦病、酒精中毒、尿毒症、有機磷農藥中毒等。

（9）昏迷短暫者，多為癲癇、暈厥、腦震盪等。

三、昏迷的急救

　　如果有病人家屬在場，透過他們瞭解其病史，常常可以大致推斷出發生昏迷的原因。但在更多的情況下，可能在現場難以明了昏迷病人的病因。其實，此時去追

究是什麼原因導致的昏迷並沒有多大意義。因為昏迷總是疾病或傷情嚴重的表現，是生命垂危的徵象。因此，在現場一旦發現昏迷病人，都應立即進行急救，其原則如下：

1.保持呼吸道通暢，吸氧，呼吸興奮劑應用，必要時氣管切開或插管，進行人工輔助通氣（呼吸）。

2.維持有效血循環，給予強心、升壓藥物，糾正休克。

3.顱壓高者給予降顱壓藥物如20%甘露醇、速尿、甘油等，必要時進行側腦室穿刺引流等。

4.預防或抗感染治療。

5.控制高血壓及過高體溫。

6.止抽搐用安定、魯米那等。

7.糾正水、電解質紊亂，補充營養。

8.給予腦代謝促進劑，如ATP、輔酶A、胞二磷膽鹼、腦活素等。

9.給予促醒藥物，如醒腦靜、安宮牛黃丸等。

10.注意口腔、呼吸道、泌尿道及皮膚護理。

11.向機長報告，盡快與地面聯繫，爭取儘早送醫院救治。

‖ 第四節 分娩的急救

一、機上流產

流產（俗稱小產）最容易發生在懷孕的頭三個月。當然，在胎兒脫離母體之前的任何時候都有可能發生流產。

1.症狀和體徵

腰部和腹部間歇性地疼痛，並伴有陰道出血。出血量可大可小，如果大量出血，還會導致休克。

2.機上流產的處置

讓病人在鋪有塑料布的墊子上躺好，並準備大量的熱水和經過消毒的、吸水性好的墊布或脫脂棉及衛生紙：

（1）檢查脈搏及呼吸，以確定是否有休克體徵。

（2）可以使用一些止痛劑，如撲熱息痛片等。

（3）用墊子將下肢墊高，以防休克發生。

（4）胎兒及其他妊娠物必須收集並保存於塑膠袋容器裡，以備醫生或助產士檢查，防止部分妊娠物未排出而出現大出血。

（5）報告機長。因為不完全性流產會大量出血，可能發生休克，從而威脅病人生命，此時需送醫院進行搶救。

<h2 style="text-align:center">二、機上分娩</h2>

在飛行中常常發生孕婦意外分娩，這可能是她們弄錯了預產期或者隱瞞了預產期的結果。此時不必驚慌，千萬要牢記的是：分娩不是疾病，而是正常的生理現象，事實上，絕大多數嬰兒也都是自然降生的，是不需要任何干預的。所以，對飛機上發生的孕婦意外分娩，我們空服員所要做的僅僅是讓分娩能順其自然就足夠了。

例如，2003年2月9　日，中國國際航空公司北京——米蘭——羅馬的某航班上一名孕婦乘客突然臨產，在機上沒有產科醫生的情況下，空服員協助孕婦順利分娩，最後母嬰安全，飛機備降莫斯科。

（一）分娩前的準備工作

1.接生用具（品）的準備

（1）多準備些熱水和數個乾淨的盆。

（2）大量的棉棒和吸水性好的衛生紙。

（3）裝廢棄物的汙物桶。

（4）剪刀1把（必備）。

（5）25cm左右長的繩子3根（必備）。

（6）塑料床單1張。

（7）將剪刀和繩子放在水中煮沸消毒約10分鐘。

2.嬰兒用品的準備

（1）毯子1條，用來包裹嬰兒。

（2）消毒紗布1塊，用來敷包打結剪斷的臍帶殘端。

3.空服員自己的準備

（1）確定參加助產的空服員。凡是有感冒或手與其他部位感染者均不得參加助產。

（2）剪去過長的指甲，並用肥皂徹底清洗手和前臂。

（3）將洗淨的手在空氣中晾乾（如果有消毒手套就把它戴上）。雙手洗乾淨後，不要再觸摸未經消毒的東西，以便接觸產道和嬰兒。

（二）分娩的處置

分娩通常包括以下三個階段：

1.第一階段：子宮頸全開

對於第一胎產婦來說，第一階段可能需要12個小時以上，但也有較短的；對於非第一胎的產婦來說，第一階段可能只需要1~2個小時或者更短的時間。

主要表現：①腰部和腹部有規律地疼痛，這預示著分娩的開始。②腹部痙攣似的疼痛，其頻率逐漸加快，強度逐漸增強。③陰道出血，有時可能僅僅只有幾滴，說明胎膜已破。

處置：

（1）選擇一個合適的地方，以便能用簾子與艙內其他乘客隔開。

（2）在地板上放上便盆，讓產婦小便。

（3）讓產婦平躺，下面墊一張塑料床單。讓產婦頭肩靠在枕頭上，雙膝抬起，脫光下身。

（4）將軟布墊在產婦臀下，並給她上半身蓋上毛毯保暖。

（5）保持艙內的安靜，並安慰產婦。

2.第二階段：胎兒出生階段

胎兒在該階段經過骨盆從陰道產出。對於第一胎產婦來說；此階段大約需要1個小時；而對於非第一胎的產婦來說，需要的時間就要短得多。

主要表現：①腹痛的頻率加快，每隔2～3分鐘就要疼痛一次；腹痛的程度加重；每次腹痛的時間延長，並伴有一種越來越強的胎兒要生下的感覺。②會陰開始腫脹，在每次收縮時，都可以看到陰道內胎兒的頭皮，預示即將分娩。

處置：

（1）當胎兒的頭部出現在陰道口時，要將它托住，並且在以後產婦每次收縮時都要將它托住，因為只有透過反覆的收縮才能將胎兒擠出產道，其間它還要縮回去的。為了避免將胎兒頭弄髒，可用乾淨紗布將產婦的肛門蓋住，並且在頭部縮回去之前，將肛門上的髒物擦乾淨。

（2）在兩次收縮之間，告訴產婦停止向下使勁，並張開嘴做深呼吸。等下次收縮來臨時再繼續用勁。當胎兒的頭出來時，要穩住它，不要讓它出來得太快。

（3）當胎兒的頭將轉向一側時，還應繼續托住它，並把頭放低，直到胎兒肩膀最上部出現在產道口時，再抬高頭，使下肩出來。

（4）當胎兒軀體出來時，將其托出產道。

（5）將新生兒放在產婦的兩腿之間，因為這時新生兒仍有臍帶與母體相連。用衛生紙將新生兒的口腔清理乾淨，等待第一聲哭啼。如新生兒沒有哭啼或沒有呼吸，則應立即做呼吸循環的復甦。

（6）用毯子將新生兒包好，放在一邊。

3.第三階段：胎盤和臍帶排出階段

主要表現：①胎盤從子宮壁分離。②分娩後10～30分鐘，產婦仍有輕微的收縮

感覺和腹部疼痛。

胎盤的處置：

（1）產婦繼續躺著，兩腿像分娩時那樣分開，一旦她感覺胎盤將出來時，令其使勁。此時，不能用拉拽臍帶的方法來幫助胎盤的剝離。

（2）將胎盤和與之相連的胎膜裝入塑膠袋，留著讓醫生和助產士檢查。

（3）將產婦身體擦乾淨，墊上乾淨的衛生巾，囑其休息。

臍帶的處置：

（1）胎盤與新生兒透過臍帶連在一起，在分娩後約10分鐘，臍帶停止搏動。這時，用兩條準備好的線繩在離嬰兒腹部15cm、20cm兩處緊緊紮住。

（2）用消毒剪刀在結紮的臍帶中間剪斷，注意不要太靠近結頭。

（3）用消毒紗布敷包臍帶殘端。

（4）10分鐘後觀察臍帶殘端是否有出血，並用剩下的線繩將離嬰兒腹部10cm處的臍帶殘端結紮。

（5）如果有消毒紗布，就將臍帶用消毒紗布敷包好；否則，臍帶就將暴露在空氣中。

第五節 對猝死旅客的急救

在機上這種特殊環境條件下，空服員透過心腦復甦術的訓練和一定的操作實踐，使她們在遇到機上乘客猝死的緊急情況下知道應該怎麼做，是非常重要的。目前，空服員在機上所能採用的復甦措施主要是心肺復甦術。

儘管這部分內容是從飛機座艙環境角度來描述的，但它們對地面人員的急救同樣適用。

一、心肺復甦術的重要性及其侷限

持續不斷的呼吸和心跳是維持我們生命的基礎，但在某些外傷或疾病狀態下，常常會發生呼吸、心跳的停止，這就是我們常常所說的「臨床死亡」。在人體所有的組織細胞中，大腦細胞對缺血、缺氧最為敏感。在臨床死亡後的很短時間內（一般認為是4分鐘左右），大腦細胞還沒有發生不可逆的損傷，如果搶救及時，仍然可以復活，但如果超過這一時間限度，大腦細胞就會因為缺血、缺氧而發生不可逆的損傷，這時即使經過各種搶救也不可能復活，我們稱其為「生物死亡」（或「腦死亡」）。因此，呼吸、心跳停止的搶救必須是爭分奪秒的。

心肺復甦術是以延續生命或為進一步搶救爭取時間為目的的，是對各種原因所引起的心跳和呼吸突然停止並伴有意識喪失這一急症（猝死）所採取的包括人工呼吸和胸外心臟按壓在內的一系列急救措施。心肺復甦術尤其能夠挽救那些沒有心室顫動的心律失常所引起心臟停搏病人的生命。

但是，心肺復甦術也並不像人們想像的那樣管用。研究表明，85%～90%的心臟停搏病人是由於心室的纖維性顫動所引起的，心肺復甦術不能使其復活，即不能使已經停搏的心臟再次工作，它只能短暫維持那些心、肺不再工作的病人基本血液循環。如果要使心臟恢復到維持生命的搏動，還必須使用除顫器對心臟進行除顫。一般來說，即使是採用了最好的心肺復甦術，心室纖維性顫動的心臟仍將不可避免地繼續惡化，甚至在幾分鐘內就會停搏，最多也不會超過10～15分鐘，因此，這些病人僅有的復活機會是在10～15分鐘內及早使用除顫器進行除顫。

儘管心肺復甦術挽救生命成功的機會有限，僅為8%左右，但它仍是必要的，其重要意義在於能為進一步的搶救爭取寶貴的時間。這些進一步的搶救主要包括：除顫、氣管插管和靜脈用藥，即所謂「高級的心臟生命保障」。所以心肺復甦後的病人還需要立即送往醫院作進一步的救治。

二、心肺復甦術的實施

（一）心肺復甦術的症狀

空服員一旦發現機上乘客有以下情況出現，應立即做心肺復甦術。

1.意識喪失

高空缺氧，肺泡氧張力減低等都有可能引起意識喪失。如果是飲用了大量的酒精或服用了大量的鎮靜催眠藥所產生的意識喪失，則會對大聲呼喊或用力搖晃等強刺激產生反應，且大量飲酒後其呼出的氣體中會有強烈的酒味。

2.呼吸停止

指病人沒有正常的呼吸。實踐中，應將病人的頭後仰、下頜抬起使其呼吸道通暢後，再透過「看、聽和感覺」來判斷。此時，搶救人員將頭置於這樣一個位置：使耳朵貼近患者的嘴部，用耳朵去聽或感覺其呼吸；臉朝著患者胸部，用眼睛去觀察其胸部有無呼吸運動。儘管患者在大腦停止供血後受到刺激時仍會產生異常的喘息或呼吸，但已不足以維持其生命，仍應判斷為呼吸停止。

3.脈搏消失

救護人員迅速檢查病人離自己最近一側頸動脈有無搏動，檢查應持續5～10秒，以避免忽略了那些既慢且不規則、或弱而快的脈搏。

（二）心肺復甦術步驟

在過去30餘年間，經由社會上廣泛的推廣心肺復甦術，的確許多突然心肺停止／瀕臨停止的人，只要在場人員有人研習過心肺復甦術，適時地加以處置則可以大大地提高存活的機會。心肺復甦術的基本動作：

1.預備動作

對於任何突然暈倒、昏厥的人員，急救開始的第一個動作是用「輕拍肩膀、輕拍臉頰或輕搖病人等」來刺激病人以評估反應度。一旦確認無反應，成人基本生命支持〔 Basic Life Support （BLS） 〕要求立刻打電話找人找電擊器，接著進行ABCD（A：Assessment ＋Airway，判斷意識，暢通呼吸道；B：Breathing，人工呼吸；C：Cir culation，人工循環； D：Defibrillation，除顫）的動作流程。對於兒童BLS，則要求一旦無反應，先進行一分鐘ABCD，無效後再打電話找人幫忙，此稱為快電求援（call fast）。

2.打開氣道

打開氣道一般採取「傾額抬頜法」：以一手壓下額頭使額頭面部傾斜向上，另一手以食指及中指合併，放在下頜中線下方，輕抬起下頜。

3.進行人工呼吸

打開氣道後，用3L（Look看，Listen聽，Feel感覺）分別評估病人胸部的起伏；呼吸的聲音及呼吸的氣息；如果沒有呼吸，就用人工呼吸，方式如下：

嘴對嘴人工呼吸：維持氣道通暢姿勢，一手捏鼻，另一手抬起下頜，口部張開，用嘴將病人口部周圍完全密封，緩緩在1～2秒輕吹兩口氣到病人口內，吹氣的力道及氣量應足以使病人胸部輕度擴張，但不需太大（圖7-1）。

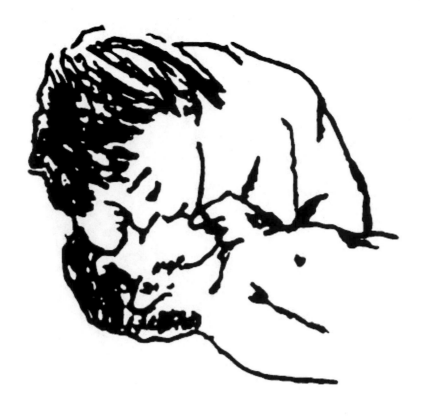

圖7-1

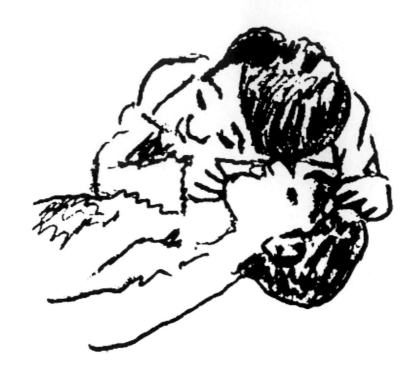

圖7-2

4.循環

一旦查核無呼吸,立即開始做胸部按壓(圖7-2)。

胸部按壓:

　　身體立於病人的胸部左側,兩手打直,左右手相迭,十指互扣,壓在胸骨下緣,胸骨劍突的上方,兩乳頭連線之下,以垂直向下的力量每分鐘壓100 次(大於8歲)或至少100次(小於8歲),按壓的深度約為胸部直徑的1/3;按壓時要有節奏,以2段式輕數或默念「一,下」、「二,下」……「十,一」、「十,二」……前一段向下壓,後一段放鬆,但是放鬆時手掌根部切不可偏離胸膛皮膚,要繼續維持手掌根部和胸部皮膚的接觸(圖7-3)。

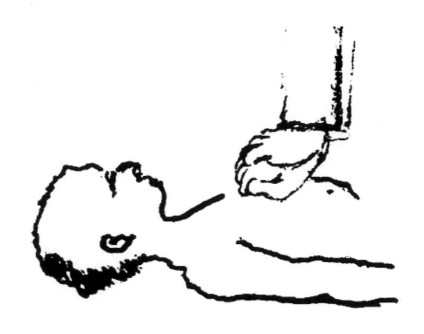

圖7-3

　　請注意！胸部按壓必須連續2分鐘，才能再查核氣道，查核呼吸，進行另一週期（約2分鐘）之心肺復甦；壓胸通氣次數比為30：2。

5.自動電擊器的使用

　　自動電擊器不僅是為醫護人員設計，一般非專業人員受過適當訓練都可立即使用，操作很簡單。把自動電擊器的電極貼片分別粘貼在病人的胸骨右上緣和心尖的位置，打開儀器開關，螢幕上呈現心電圖顯示，並且自動做心電圖分析，如果「電擊」燈亮起，就表示病人需要電擊的狀況，立刻按下電擊按鍵。

　　請注意！若實施自動電擊，電擊後應立即再施行壓胸通氣2分鐘後才再由自動電擊器分析心律。

6.排除氣道內異物

對於用手掐緊喉嚨部位而呈用力呼吸、聲音沙啞並且幾乎不能發聲的病人，要高度懷疑是氣道內異物阻塞引起的梗喉現象。要問：「你嗆到了嗎？」如果分析後確定是異物阻塞的嚴重梗喉現象，就採取排除異物的動作（圖7-4）。

（1）神志仍然清醒的病人：用「哈姆立克法」來排除異物：

施救者立於患者身後，以雙手環繞病人腰部，左手握拳，拇指面貼到腹部肚臍上方；右手掌貼於左拳上握緊，連續間斷性地突然向上向後施力於患者腹部（圖7-5）。

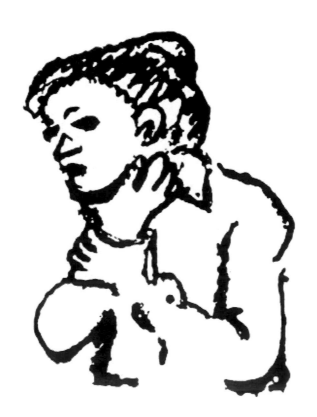

圖7-4

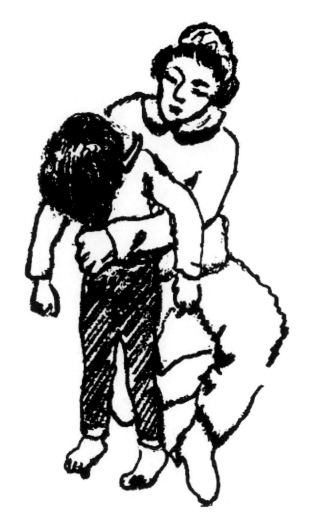

圖7-5

（2）對神志已經不清的患者：可以用胸部推壓法，類似心肺復甦術之連續擠壓胸部5次。

附：美國心臟學會公布的心肺復甦術的七步驟是：

第一步：首先檢查病人是否還存在著知覺。如病人已失去知覺，又是呈俯臥位，則應小心地將其翻轉過來。

第二步：必須保持病人的呼吸道暢通，使病人頭向後仰，以防止因舌根後附堵塞喉部影響呼吸。

第三步：若病人確已無呼吸，應立即對其進行口對口人工呼吸，即救護者深吸一口氣後，對著病人之口，將氣吹入。注意在吹氣時要先捏住病人的鼻子，不讓吹入的氣從鼻孔中逸出，而使之進入肺內。吹氣時若看到病人的胸、腹隨之起伏，證明肺部已經通氣。應該連續吹下去，直到病人恢復自主呼吸為止。如果病人在恢復呼吸後出現嘔吐，必須防止嘔吐物進入氣管。

第四步：救護者一手放在病人額頭上，使其維持頭部後仰的位置；另一手的指尖要輕摸位於氣管或喉管兩側的頸動脈血管，細心感覺有無脈搏跳動，如有則說明心跳恢復，搶救成功。

第五步：如果沒有摸到頸動脈的跳動，說明心跳尚未恢復，需立即做胸外心臟按壓術。讓病人仰臥，救護者右手掌置於病人胸前的胸骨上，左手壓在右手上，兩肘伸直，有節律地垂直用力下壓病人的胸骨。由於胸骨受力而下陷2～4cm，正好壓在心臟上，而且一壓一松使心臟被動收縮和舒張，可以促進心跳恢復。一般要求每分鐘按壓心臟80次。

第六步：救護者跪於病人胸部左側施壓，這點很重要，因為胸外心臟按壓和口對口呼吸要交替進行。最好兩人同時參加急救。

第七步：如果現場只有一個人，在搶救過程中，每按壓心臟15次，口對口吹氣2次，每隔一分鐘檢查一次頸動脈有無跳動。

（三）心肺復甦術有效的標誌

1.頸動脈能摸到搏動。

2.口唇及皮膚顏色轉為紅潤。

3.已散大的瞳孔開始縮小。

4.出現自主呼吸跡象或恢復自主呼吸。

（四）機上心肺復甦術的注意事項

1.向機長報告有一心臟停搏的病人正在進行心肺復甦，機長綜合考慮後決定飛機是改變航向著陸還是繼續飛行。

2.取來氧氣瓶並與氧氣面罩相連，如果患者呼吸，就用它來供氧，另外，氧氣管也可放入進行口對口人工呼吸者的嘴內（不是患者），使吹出的氣體氧含量較高。

3.取出飛機上的醫療箱。

4.請求飛機上任何醫生的幫助。

5.宣布機上的乘客發生了意外需要搶救，要求所有乘客留在各自的座位上。

6.如果搶救無效，心肺復甦術至少應該持續30分鐘。

7.機上空服員不能宣布某某乘客已經死亡，因為這是醫務人員的職責。

8.機上醫生可以承擔宣布停止做心肺復甦的責任。

9.在著陸過程中的心肺復甦，應遵循「急救人員絕對不應使其自身處於不利地位」的普遍準則，即進行心肺復甦的急救人員在飛機著陸時應注意自身的安全，此時可以停做一會兒，但時間應該儘量短。

三、自動體外除顫器（AED）介紹

自1960年開展心肺復甦（CPR）技術以來，治療心室顫動（VF）是提高急救存

活率最重大的進步之一，及時電除顫又是救治心臟驟停最重要的決定性因素。據報導，實施公眾除顫（PAD）計劃後，患者的存活率可達到49%，這是以往最有效急救醫療服務（EMS）系統救治存活率的2倍。如果把自動體外除顫（AED）也作為一項基本生命支持〔 Basic Life Support（BLS）〕技術，那麼BLS就包括生存鏈前三個環節：早期到達現場，早期CPR（開展心肺復甦），早期電除顫。

AED全稱自動體外除顫器，是一種便攜式、易於操作，稍加培訓即能熟練使用，專為現場急救設計的急救設備。從某種意義上講，AED不僅是一種急救設備。更是一種急救新觀念，一種由現場目擊者最早進行有效急救的觀念。

AED有別於傳統除顫器可以經內置電腦分析和確定發病者是否需要進行電除顫。除顫過程中，AED的語音提示和螢幕顯示使操作更為簡便易行。據美國心臟協會（AHA）調查，在美國，每年有35萬人左右，即平均每天有1,000人左右因為突發性心臟驟停得不到及時救護而死亡，他們當中75%是發生在醫院外的，而且20%的人沒有任何先兆。對於突發性心臟驟停的病人，如果在數分鐘之內（一般認為是4分鐘左右）得不到及時的救助，那麼生存的希望就會越來越小，每延遲1分鐘，搶救成功的可能性就會下降10%。此時，如果在公共場所有一種急救工具，這種急救工具的使用方法就像滅火器那樣的簡單，不需要特殊訓練，那麼病人的第一目擊者在撥通電話、急救醫生到來之前，就可以進行有效的搶救，從而為進一步的救護爭取到寶貴的時間。作為急救醫學的新進展，自動體外除顫器（AED）就這樣誕生了，而且已得到越來越廣泛的使用。

附：機上有三種藥箱

①急救箱（乘客可打開）。

②應急醫療箱（乘客不能打開，只有專業醫護人員可以打開）。

③空服員攜帶藥箱（由座艙長攜帶上機）。

急救箱、應急醫療箱藥品

急救箱	應急醫療箱
三角巾	血壓計
OK繃	聽診器
氨氣清醒劑	人造口咽氣道（口咽通氣導管）（3種規格）
共有藥品	消毒棉花棒
	2mL、5mL、60mL注射器
	50%葡萄糖注射液
	腎上腺素注射液
	鹽酸苯海拉明注射液
	黃連素片(小檗鹼)
	硝酸甘油片
	止痛片
	顛茄片
	碘酒
	剪刀
	膠布
	乳膠醫用手套
	繃帶
	（金屬）夾板

空服員攜帶藥箱的配備：去痛片、乘暈寧、APC、顛茄片、咳必清、黃連素、螺旋黴素、心得安、消心痛、硝酸甘油、保心丸、仁丹。

急救箱和應急醫療箱的機上配備：50個座位配一個，以後每增加100 個座位增加一個急救箱。

‖ 第六節 對窒息旅客的急救

窒息（asphyxia）是指各種原因引起的人體氧氣供應受阻，導致人體組織、器官的缺氧。

一、梗塞窒息的原因

氣管和食道都開口於咽喉部，通常由於有會厭的保護作用，吞嚥食物時不會誤

入氣管。但如果在進食時大笑、哭鬧或講話，常常因伴有短時間大量吸氣，食物就很容易被嗆入氣管。此外，意識障礙的人亦容易將假牙或嘔吐物等吸入氣管。

二、梗塞窒息的表現

①有刺激性嗆咳的症狀。②在清醒的狀態下，病人不能說話與呼吸（與心臟病發作相區別）。③有面色發青等明顯的缺氧症狀。

三、梗塞窒息的急救

如果病人意識清醒，可採取自救。其方法是：自己一隻手握緊拳頭，將其放在上腹部，然後用另一隻手將拳頭握住，用力向上按壓，如此反覆，直至將異物排出；也可將上腹部對著椅背或臺緣，然後使勁往上壓，如此反覆直至將異物排出；如果病人有意識障礙，就只能採取互救了。其方法是：使病人平躺，救治者雙膝分開，跪在病人下腹部位置，雙手交叉按在病人的上腹部，反覆衝擊擠壓，使腹部產生向上衝擊力，將梗阻異物排出。如果仍不能將異物排出，則不必考慮消毒問題，應當機立斷用身邊的任何刀具將病人甲狀軟骨下方的氣管割破，使其解除窒息，然後送醫院五官科救治。

本章小結

本章主要介紹了在航空飛行中一旦出現昏迷、心臟停搏、緊急分娩以及經濟艙綜合症等緊急情況下的一些治療方法和手段。本章的學習，重點應放在相關急救技能的掌握上，重點應掌握昏迷的急救方法、掌握心肺復甦術的主要方法、掌握機上流產或分娩的急救手段。

透過本章的學習，對於在航空飛行中飛行人員或旅客出現的一些緊急症狀能進行有效的急救，以保證旅客的生命安全。

思考與練習

1.一般來講，在判斷旅客是否適合空中旅行時，哪些人不適合旅行？

2.如何判斷乘客是否昏迷？乘客在飛機上發生昏迷最常見的原因是什麼？機上乘客昏迷的急救原則有哪些？

3.什麼是心肺復甦術？它有什麼重要性和侷限性？其特徵和步驟各有哪些？其有效的標誌是什麼？機上心肺復甦術有些什麼注意事項？

4.如何判斷流產？乘客在機上發生流產時該如何處置？

5.分娩前的準備工作有哪幾個方面？主要有些什麼內容？分娩通常包括哪幾個階段？在分娩過程中臍帶該如何處置？

6.什麼叫經濟艙綜合症？它有哪些危險因素？如何預防？

7.梗塞窒息有何表現？如何進行自救和互救？氣體窒息的急救措施有哪些？如何對勒頸窒息進行急救？

第八章 航空飛行突發情況的現場急救

導讀

本章主要介紹一些常見的急救知識，以備航空飛行中出現突發情況時使用。首先介紹現場急救的一般原則，然後對外傷急救的三種常用方法——止血術、人工呼吸、骨折固定法——進行詳細的介紹。

學習目標

透過本章的學習，應瞭解和掌握以下主要內容：

知識目標

瞭解並掌握現場急救的注意事項、基本原則和主要措施。

技能目標

1.掌握外傷的止血方法和包紮方法。

2.掌握骨折的判定，骨折後的固定方法以及傷員的搬運方法。

第一節 現場急救的基本原則和措施

現場急救是指當危重急症以及意外傷害發生，專業醫務人員未趕到之前，搶救者利用現場所提供的人力、物力為傷病者採取及時有效的初步救助措施。當發現需要急救的傷病員時，首先必須注意以下問題：

◎自身的安全，不能因為對別人施救而使自己成為新的受害者。

◎如果只有一個人昏迷或出血，應先搶救再呼救；但如果受害人數較多，則應先呼救再搶救。

◎對於眾多受害者，應先搶救嚴重出血、心跳呼吸停止和昏迷等危重傷病員。

◎如果受害者處於禁區，應立即報告有關部門。

一、現場急救的基本原則

當現場出現成批傷員後，接受過急救培訓的目擊者，只要遵循一定的醫療救護原則，就可即時穩定危重傷員的生命跡象，緩解傷情，減輕痛苦，並為進一步救治奠定基礎、創造條件。

1.急救順序

要先救命後治傷（或病）、先治重傷後治輕傷、先排險情後實施救助、先易後難、先救活人後處置屍體。對生存希望不大的瀕死者，應根據具體情況而定。如果當時醫療條件允許，也應全力搶救；但大批傷員出現時，絕不應該將有限的醫療力

量花費在已無生存希望的瀕死者上，而放棄經過現場急救能夠生還的傷員。

2.對症處理

充分發揮現場急救五大技術（通氣、止血、包紮、固定和搬運）和其他急救技術，以保持傷員的基本生命跡象。

3.快速及時

力爭早醫、快送，創傷急救應該強調「黃金一小時」。對於大出血、嚴重創傷、窒息、嚴重中毒者，爭取在1小時以內在醫療監護下直接送至附近醫院手術室或高壓氧艙，並強調在12小時內必須得到清創處理。

4.前後繼承

為確保現場急救措施緊密、銜接，防止前後重複、遺漏和其他差錯，要有正式醫療文本。

二、現場急救的主要措施

1.解救傷員

透過尋找、挖掘、搬運，使傷員脫離險境。對由於地震、交通事故、工傷事故等造成肢體擠壓過久的傷員，應在迅速解脫後做到「六不」：不隨便走動或移動受壓肢體；不按摩肢體；不抬高肢體；不加壓包紮；不上止血帶；不熱敷。

2.呼吸通暢

對呼吸困難者應迅速通暢其呼吸道。可用「仰頭舉頜法」將墜落的舌根上舉或用舌鉗將舌頭拉出；清除傷病員口、鼻、咽喉部的血塊、黏液、嘔吐物或其他異物；解開傷病員的領帶、衣領、褲帶等；必要時進行穿刺或手術；對呼吸，心跳停止者應立即做人工呼吸和胸外心臟按壓。

3.及時止血

大量出血是傷員早期死亡的主要原因。因此必須及時有效地制止出血，常用的現場止血方法有加壓包紮止血、指壓法止血、填塞止血和止血帶止血等。用止血帶止血時，應註明時間，做好標記。

4.包紮傷口

包紮傷口的目的是保護傷口，避免汙染、止血和止痛。注意傷口一般不敷任何藥物；包紮材料常用滅菌紗布或繃帶、毛巾、軟布等；對外露的骨折端包紮時不應回納或復位，對顱腦傷有骨折或腦組織膨出者，可用一個經過消毒的碗扣在其上再進行包紮；對開放性氣胸可用厚敷料蓋在其上再嚴密包紮；對腹部受傷而臟器脫出者，不應回納，應用紗布覆蓋再用碗扣上，然後再進行包紮；對大面積燒傷者，用三角巾或清潔的被單保護創面，黏附在創面的衣服不必去除；對燒傷的創面，應用清水沖洗和濕敷。

5.骨折固定

骨折固定旨在減輕痛苦、防止休克和繼發感染，減少併發症和後遺症。對上肢骨折者可將傷肢懸吊於胸前，並固定於胸側，也可用木製夾板、鐵絲夾板、充氣夾板或就地取材固定；對下肢骨折者可用夾板或固定於健側肢體；對頭顱受傷或懷疑頸椎損傷者，用頸托或鐵絲夾板固定。一時找不到夾板的話，可用兩個沙袋或堅實的枕頭置於傷員頸部兩側並用繃帶固定。

6.保存器官

對斷線的肢體如手指、足趾、鼻、耳，以及人面部的皮膚等，應用敷料包好，適當冷藏後和傷員一起送往醫院。

7.預防措施

疼痛、出血常會引起傷員休克。現場應及時給予止痛劑止痛，靜脈輸血補液，也可臨時使用抗休克褲以保持腦組織血流量。同時，應及時給予抗生素以防感染。

第二節 航空飛行中外傷的現場急救

一、止血術

急性出血是外傷後早期致死的主要原因，因此血液是維持生命的重要物質保障。成人的血液約占自身體重的8％，一個體重50公斤的人，血液約有4,000毫升。外傷出血時，當失血量達到總血量的20％以上時，出現明顯的休克症狀。當失血量達到總血量的40％時，就有生命危險。現場搶救時，首要的是採取緊急止血措施，防止因大出血引起休克甚至死亡。因而判斷出血的性質對搶救具有一定的指導意義。

（一）出血的特點

按損傷的血管性質分類：

◎動脈出血：血色鮮紅，血液由傷口向體外噴射，危險性大。

◎靜脈出血：血色暗紅，血液不停地流出。

◎微血管出血：血色鮮紅，血液從整個創面滲出，危險性小。

（二）出血的種類

根據出血部位的不同分類：

◎外出血：由皮膚損傷向體外流出血液，能夠看見出血情況。

◎內出血：體內深部組織和內臟損傷，血液由破裂的血管流入組織或臟器、體腔內，從體表看不見血。

（三）失血的表現

失血量達全身血量的20%以上時，則出現休克症狀：臉色蒼白，口唇青紫，出冷汗，四肢發涼，煩躁不安或表情淡漠，反應遲鈍，呼吸急促，心慌氣短，脈搏細弱或摸不到，血壓不降或測不到。

（四）止血方法

1.指壓止血（壓迫止血）

用手指在傷口上方（近心端）的動脈壓迫點上，用力將動脈血管壓在骨骼上，中斷血液流通達到止血目的。指壓止血是較迅速有效的一種臨時止血方法，止住出血後，需立即換用其他止血方法。①顳動脈止血：用拇指或食指在耳屏前稍上方正對下頜關節處用力壓。用於頭頂及顳部的出血。②頜外動脈止血：用拇指或食指在下頜角前約半寸處，將頜外動脈壓在下頜骨上。用於腮部及顏面部的出血。③頸總動脈止血：把拇指或其餘四指，放在氣管外側（平甲狀軟肌）與胸鎖乳突肌前緣之間的溝內可觸到頸總動脈，將傷側頸總動脈向頸後壓迫止血。用於頭、頸部大出血。此法非緊急時不能用，禁止同時壓迫兩側頸總動脈，防止腦缺血而昏迷死亡。④鎖骨下動脈止血：拇指在鎖骨上凹摸到動脈搏動處，其餘四指放在受傷者頸後，用拇指向凹處下壓，將動脈血管壓向深處的第一肋骨上止血。用於腋窩、肩部及上肢的出血。⑤尺、橈動脈止血：將傷者手臂抬高，用雙手拇指分別壓迫於手腕橫紋上方內、外側搏動點（尺橈動脈）止血。用於手部出血。⑥肱動脈止血：將上肢外展外旋，曲肘抬高上肢，用拇指或四指在上臂肱二頭肌內側溝處，施以壓力將肱動脈壓於肱骨上即可止血。用於手、前臂及上臂下部的出血。⑦股動脈止血：在腹股溝中點稍下方，大腿根處可觸摸到一個強大的搏動點（股動脈），用兩手的拇指重疊施以重力壓迫止血。用於大腿、小腿、腳部的動脈出血。⑧足背動脈和脛後動脈止血：用兩手食指或拇指分別壓迫足背中間近腳腕處（足背動脈）和足跟內側與內踝之間（脛後動脈）止血。用於足部出血。⑨指動脈止血：將傷指抬高，可自行用健側的拇指、食指分別壓迫傷指指根的兩側。適用於手指出血的自救。

2.加壓包紮止血

先用消毒紗布墊覆蓋傷口後，再用棉花團、紗布卷或毛巾、帽子等折成墊子，放在傷口敷料上面，然後用三角巾或繃帶緊緊包紮，以達到止血目的為度。傷口有碎骨存在時，禁用此法。用於小動脈、靜脈及微血管出血。

3.加墊屈肢止血

①前臂或小腿出血，可在肘窩或膕窩放紗布墊、棉花團、毛巾或衣服等物，屈曲關節，用三角巾或繃帶將屈曲的肢體緊緊纏綁起來。

②上臂出血，在腋窩加墊，使前臂屈曲於胸前，用三角巾或繃帶把上臂緊緊固定在胸前。

③大腿出血，在大腿根部加墊，屈曲髖關節和膝關節，用三角巾或長帶子將腿緊緊固定在軀幹上。

注意事項：

有骨折和懷疑骨折或關節損傷的肢體不能用加墊屈肢止血，以免引起骨折端錯位和劇痛。使用時要經常注意肢體遠端的血液循環，如血液循環完全被阻斷，要每隔一小時左右慢慢鬆開一次，觀察3～5分鐘，防止肢體壞死。

4.止血帶止血

用於四肢較大動脈的出血。用其他方法不能止血或傷肢損傷無法再復原時，才可用止血帶。因止血帶易造成肢體殘疾，故使用時要特別小心。止血帶有橡皮製的和布製的兩種，如果沒有止血帶時亦可用寬繃帶、三角巾或其他布條等代替。

①橡皮止血帶止血：先在纏止血帶的部位（傷口的上部）用紗布、毛巾或受傷者的衣服墊好，然後以左手拇、食、中指拿止血帶頭端，另一手拉緊止血帶繞肢體

纏兩圈，並將止血帶末端放入左手食指、中指之間拉回固定。

②就便材料絞緊止血：在沒有止血帶的情況下，可用手邊現成的材料，如三角巾、繃帶、手絹、布條等，折疊成條帶狀纏繞在傷口的上方（近心端），纏繞部位用襯墊墊好，用力勒緊然後打結。在結內或結下穿一短棒，旋轉此棒使帶絞緊，至不流血為止，將棒固定在肢體上。

③用止血帶止血注意事項：

止血帶止血法是大血管損傷時救命的重要手段，但用得不當，也可出現嚴重的併發症，如肢體缺血壞死、急性腎功能衰竭等，因此，必須注意以下幾點：

止血帶不能直接纏在皮膚上，必須用三角巾、毛巾、衣服等做成平整的墊子墊上。

上臂避免綁紮在中1/3處，因此處易傷及神經而引起肢體麻痺。上肢應紮在上1/3處，下肢應紮在大腿中部。

為防止遠端肢體缺血壞死，在一般情況下，上止血帶的時間不超過2～3小時，每隔40～50分鐘鬆解一次，以暫時恢復血液循環，鬆開止血帶之前應用手指壓迫止血，將止血帶鬆開1～3分鐘之後再另一稍高平面綁紮，鬆解時，仍有大出血者，不再在運送途中鬆放止血帶，以免加重休克。

如肢體傷重已不能保留，應在傷口上方（近心端）綁止血帶，不必放鬆，直到手術截肢。

上好止血帶後，在傷者明顯部位加上標記，註明上止血帶的時間，盡快送往醫院處理。

嚴禁用電線、鐵絲、繩索代替止血帶。

5.填塞止血

用急救包、棉墊或消毒的紗布填塞在傷口內,再用加壓包紮法包紮。用於大腿根、腋窩、肩部、口、鼻、宮腔等部位的出血。

二、人工呼吸

一個人呼吸停止後2～4分鐘便會死亡,在這種情況下,如果對病人實行口對口的人工呼吸,將有起死回生的可能。

1.操作要領

(1)病人仰臥,面部向上,頸後部(不是頭後部)墊一軟枕,使其頭儘量後仰。

(2)挽救者位於病人頭旁,一手捏緊病人鼻子,以防止空氣從鼻孔漏掉。同時用口對著病人的口吹氣,在病人胸壁擴張後,即停止吹氣,讓病人胸壁自行回縮,呼出空氣。如此反覆進行,每分鐘約12次。

(3)吹氣要快而有力。此時要密切注意病人的胸部,如胸部有活動,立即停止吹氣。並將病人的頭偏向一側,讓其呼出空氣。

2.注意事項

(1)成人每次吹氣量應大於800毫升,但不要超過1,200毫升。低於800毫升,通氣可能不足;高於2,000毫升,常使咽部壓力超過食管內壓,使胃脹氣而導致嘔吐,引起誤吸。

(2)每次吹氣後搶救者都要迅速掉頭朝向病人胸部,以求吸入新鮮空氣。

(3)對小孩3秒一次,一分鐘20次。要規律地、正確地反覆進行。

（4）進行4～5次人工呼吸後，應摸摸頸動脈、腋動脈或腹股溝動脈。如果沒有脈搏，必須同時進行心臟按壓。

三、骨折固定法

骨骼在人體中起著支架和保護內臟器官的作用，其周圍常常伴有血管和神經。一旦出現骨折，如果不加以固定，在送往醫院途中，骨折的斷端容易傷及其周圍的血管、神經和內臟器官，而且還會加重病人的痛苦。所以，一般說來，骨折後都要首先進行臨時固定，然後再送往醫院。

（一）骨折的判斷

骨折是指骨髓的完整性遭到破壞或骨筋的連續性被中斷。對於開放性骨折，由於其骨骼斷端與外界相通，容易判斷。而對於骨骼斷端不與外界相通的閉合性骨折來說，其最明顯的特徵是：①局部劇烈的疼痛和壓痛；②肢體活動受到限制或完全不能活動；③骨折部位有明顯的腫脹或出現成角、旋轉、肢體縮短等畸形。

（二）四肢骨骨折的固定方法

四肢骨骨折的固定原則是：首先應對骨折進行大體復位，再進行止血和包紮，然後才固定。固定的範圍應包括上、下兩個關節。對於肢體骨折突出部分，還應用棉墊或其他軟性材料做襯墊，防止由於壓迫引起的皮膚組織缺血壞死。

1.鎖骨骨折

將兩條帶狀三角巾，分別環繞兩個肩關節，於背後打結，再將三角巾的底角在兩肩過度後張情況下，在背部打結。

2.上肢骨折

上肢骨折時、可用兩條三角巾和一塊夾板將傷肢固定。先用一塊夾板固定上臂，一條三角巾懸吊前臂，另一條帶狀三角巾分別經胸口至背部側腋下打結；若肘

關節骨折而彎曲時，用兩條帶狀三角巾和一塊夾板固定；前臂骨折時，用一塊夾板置於傷肢下面、兩條帶狀三角巾將其固定，一條三角巾懸吊傷臂，另一條帶狀三角巾繞胸背於側腋下打結；手指骨折時，可用小木片和兩片膠布固定，也可把傷指固定在健指上。

3.下肢骨折

（1）自體固定法

可用繃帶或三角巾將健肢和傷肢捆綁在一起，注意應將傷肢拉直，並在兩下肢之間突出處放上棉墊或海綿，以防局部壓痛。

（2）木板固定法

取兩塊木製或塑料夾板、長短不同、長夾板置於外側，從腳跟至腋部。短夾板置於內側。從腳跟至腹股溝部，再用繃帶或帶狀三角巾捆綁固定，適用於股骨骨折。下肢脛、腓骨骨折時，可用同樣長兩塊夾板。分別置於傷肢內外側，在空隙處放上棉墊。然後用繃帶或三角巾加以固定。

4.脊柱骨折

凡懷疑有脊柱、脊髓傷者，在急救和搬運時都必須十分小心。避免搬動不巧而移位從而加重脊柱傷的程度。因此，在搬運前應當先作固定。

5.頸椎骨折

只要懷疑頸椎損傷，即應用頸托固定。當現場沒有頸托時，可將傷員移至木板上，取仰臥位，在其肩背部墊上軟枕，使頸部略向後伸展。頭兩側各墊枕頭或沙袋，並將頭用繃帶固定於木板上，以免頭部晃動。

6.胸腰椎骨折

應將傷員平臥在墊有軟墊的木板上，應在腰部墊上軟枕，並用繃帶將傷員固定在木板上，以免在搬運時骨折部位移動使損傷加重。

（三）脊柱骨折傷員的搬運

對於脊柱骨折的傷員，現場處理主要是正確地搬運，並迅速轉送到醫院進行救治。如果搬運不當，常常會造成嚴重的後果，所以，搶救時要特別小心。搬運時應用硬質擔架，如果條件不具備時，也可以用床板、門板等代替，搬運時切忌翻動傷員。

1.頸椎骨折傷員的搬運

對於頸椎骨折的傷員，如果搬運不當，不但有發生四肢和軀幹高位癱瘓的可能性，還會有引起延髓呼吸中樞壓迫、出現呼吸停止而死亡的危險。搬運的要點是：3～4人一起搬運，其中1人專管頭、頸部的固定，做到不屈、不伸、不旋轉，其餘3人蹲在傷員的同側，2人（或1人）托軀幹，1人抱下肢，合力將患者搬到平板擔架上；最好取仰臥位，頸部兩側用沙袋及衣物固定，防止搬運過程中頭部左右搖擺。

2.胸、腰椎骨折傷員的搬運

也應由3～4人一起協作，搬運時都蹲在傷員的同側，其中1人托住肩和頭部，1人托住腰和臀部，1人抱住伸直併攏的雙下肢，動作一致平穩地將傷員移放到平板擔架上。注意絕不能扭動傷員的腰、背部；最好取仰臥位，並用寬帶將傷員固定於擔架上，以免運送途中滑動。

本章小結

本章主要介紹了現場急救的基本原則和外傷急救的三種常見方法。本章的學習重點應放在具體實踐技能的掌握上，比如止血、人工呼吸骨折固定的方法。

本章內容的學習，對於飛行人員在出現突發情況時開展急救、減少人員傷亡，

有積極的作用。

思考與練習

1.現場急救有哪些注意事項？現場急救的基本原則是什麼？現場急救的主要措施有哪些？

2.動脈出血、靜脈出血和微血管出血的特點各是什麼？

3.外出血的處理步驟是什麼？外出血的止血方法有哪些？包紮在外傷急救中有何重要意義？

4.閉合性骨折有何特徵？四肢骨骨折的固定原則是什麼？

5.頸椎骨折的搬運要點有哪些？

第九章 空中意外的應急、求生措施

導讀

本章主要介紹飛機空中飛行過程中出現意外後的一系列急救方法。首先介紹需要緊急迫降，為最大限度保證機組人員以及旅客的人身安全應進行的相關迫降前的準備工作，然後介紹飛機迫降後如何安全地撤離飛機，最後介紹一些實用的野外生存技巧。

學習目標

透過本章的學習，應瞭解和掌握以下主要內容：

知識目標

摩斯電碼：掌握摩斯電碼的具體內容，常用單詞，以及簡單應用。

技能目標

1.掌握具體的迫降前的座艙長廣播內容。

2.熟練掌握防衝擊姿勢。

3.掌握緊急情況下安全帶與救生衣的使用。

4.掌握幾種野外求救的具體方法。

5.掌握一些相關的野外生存技能。

▍第一節 迫降及其應急措施

在有準備的迫降事件中，通常有時間讓飛機、機組和機場作準備，空服員也會有時間作客艙準備，並進行緊急情況廣播，以便對旅客進行必要的簡介。

有準備的迫降可以發生在陸地上，也可能在水上進行。水上迫降是指飛機在有控制的狀況下，在水中進行著陸。由於迫降不是在陸地上進行的，因此使用漂浮設施對水上迫降而言是至關重要的。

一、迫降前的乘客準備工作

當飛機在飛行中發生緊急情況，需要迫降時，應打開客艙內的所有燈光，固定好窗簾並打開隔離板，關掉娛樂系統。在開始客艙準備以前進行廣播，以引起旅客注意。若事先無機長廣播時，座艙長（主任）廣播中還應該說明：事件真相（如發動機起火、飛機漏油等）以及即將採取的對策（如陸地迫降或水上迫降）。

（一）基本準備工作

1.基本準備工作要領

（1）禁止吸菸（要確保熄滅所有香煙）。

（2）收好餐具（如使用的話）。

空服員應將所有餐具、服務用品收藏好，應儘量使用餐車收藏，為節省時間空服員也可以直接使用垃圾車或垃圾袋收取餐具。所有物品必須放在封閉的空間內（如儲藏間、廁所、可封閉的餐車位）並上鎖。

（3）固定好座椅靠背和小桌板（在座位上的影音播放設備、腳踏板）。

要確保所有旅客的座椅靠背處於垂直的位置上，並且扣好小桌板，安裝在座位上的影音設備以及腳踏板已收藏好，包括檢查、固定客艙與服務艙內的鬆散物品，關閉各種電器設備。

（4）取下尖銳物。（如圖9-1）

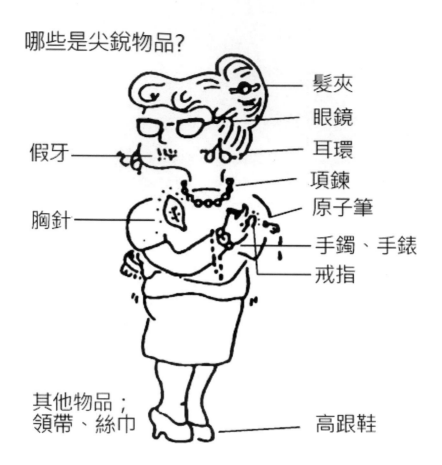

哪些是尖銳物品?

髮夾
眼鏡
假牙
耳環
項鍊
原子筆
胸針
手鐲、手錶
戒指

其他物品:
領帶、絲巾
高跟鞋

圖9-1 尖銳物

◎確保旅客取下諸如:髮夾、各種首飾、筆類等尖銳物品。

◎同時還應取下領帶、絲巾等物,並讓旅客鬆開衣領。

◎脫下鞋子

——陸地迫降時,脫下高跟鞋,其他鞋子不必脫下。

——水上迫降時,脫下所有鞋子。

——將脫下的鞋交由空服員保管，空服員可用塑膠袋、毛毯等收取。

——空服員應將收取的鞋子存放到衣帽間、儲藏室或廁所中，但應避免使用門開啟方向朝駕駛艙的儲藏空間（包括廁所）。

——陸地迫降的著陸地點遠離機場時，應將鞋子攜帶下飛機。

◎其他物品應讓旅客存放在行李內，或用清潔袋包好放在行李架內。

◎若旅客有衣服（外套、夾克）和手套，應讓他們穿戴上。

◎確認旅客未將任何物品存放在座椅前面的口袋內。

（5）存放好行李物品

確保所有旅客攜帶的行李物品存放在恰當的位置（如放在前方座椅底下的行李檔桿內、行李架內），關閉行李架艙門。

2.基本準備工作（主任）座艙長廣播實例

女士們、先生們，請注意：

現在是（主任）座艙長廣播。我們已決定採取（陸地／水上）迫降，對於處理這種情況，我們全體機組人員都受過良好的訓練，有信心、有能力保證你們的安全。請旅客們回座位坐好，保持安靜，注意並聽從空服員的指揮。

請將香菸熄滅。請將您的餐盤和其他所有服務用具準備好，以便空服員收取；請調直座椅靠背，固定好小桌板（收起腳踏板）（座位上的影音播放裝置）；請旅客們把所有行李放在座位底下或行李架內。

為了疏散時您的安全，請取下隨身的尖銳物品，如鋼筆、手錶和首飾。

　　請解下如領帶和圍巾這樣的物品，把所有這些物品放入行李內。請不要把任何東西放在你前面的座椅袋內。

　　請脫下高跟鞋（陸地迫降時）／脫下鞋子（水上迫降時），交由空服員保管。

　　下面，請大家解開安全帶站起來；從行李架內取衣服穿好。

　　坐下，請繫緊安全帶。

（二）防衝擊姿勢介紹

1.「防衝擊安全姿勢」簡介

　　（1）多數旅客可採取手臂交叉抓住椅背，頭枕在手背上，雙腳用力蹬地的方式。（如圖9-2）

　　（2）如旅客前面沒有座位或無法抓到椅背時，可讓旅客俯下身抓住腳踝，把頭放在兩膝之中，兩腳用力蹬地。（如圖9-3）

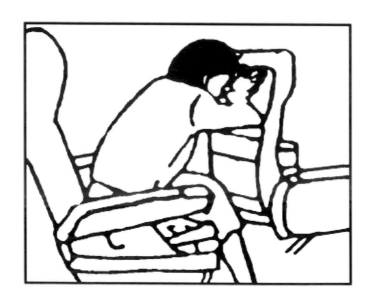

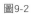

圖9-2

（3）如某些旅客無法抓住腳踝，可讓他們用雙手抱膝方式。（如圖9-4）

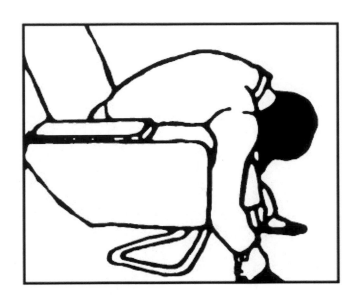

圖9-3

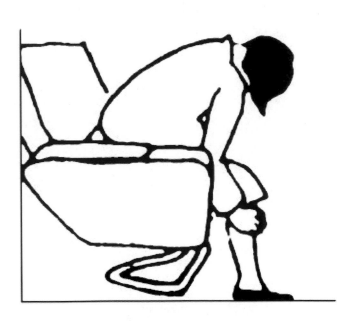

圖9-4

（4）對特殊旅客（對於孕婦或身材高、肥胖者）作個別簡介，讓他們雙手緊抓座椅扶手，或雙手抱頭，同時收緊下顎，兩腿用力蹬地。（如圖9-5）

（5）對於雙腳不能著地的兒童，可採用將雙手壓在雙膝下，手心向上，彎下腰的方式。（如圖9-6）

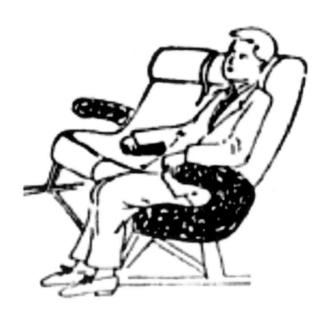

圖9-5

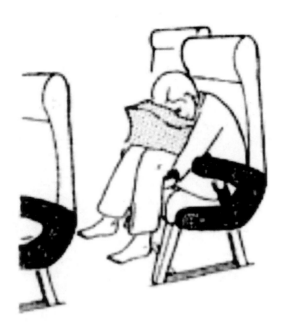

圖9-6

（6）對於帶嬰兒的旅客可以使用以下幾種方法：

①在嬰兒背部墊柔軟物品，頭朝飛行方向，置於地板上，用腿夾住嬰兒身體，用雙手托住其頸部，並自己採用「防衝擊安全姿勢」。（如圖9-7a）

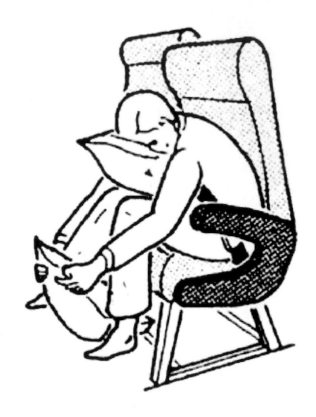

圖9-7a 帶嬰兒的旅客的「防衝擊安全姿勢」

　　②將嬰兒斜抱在懷裡，嬰兒頭部不得與過道同側，彎腰俯身兩腳用力蹬地。或一手緊抱嬰兒，一手抓住前面的椅背，低下頭，兩腳用力蹬地。（如圖9-7b、圖9-7c）

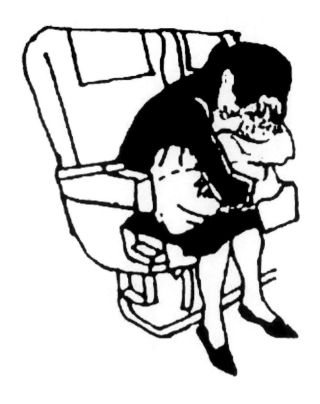

圖9-7b 帶嬰兒的旅客的「防衝擊安全姿勢」

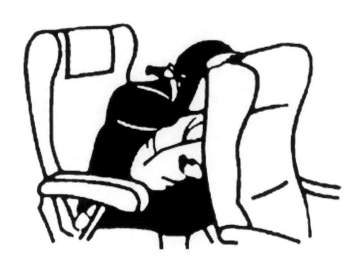

圖9-7c 帶嬰兒的旅客的「防衝擊安全姿勢」

（7）空服員的防衝擊姿勢

空服員座位有面向駕駛艙與背向駕駛艙之分，應分別採取不同的防衝擊動作。

①背向駕駛艙：兩腳蹬地，雙手抓住椅墊，後背緊靠椅背，頭頂住頭靠，全身緊迫用力。（如圖9-8）

②面向駕駛艙：兩腳蹬地雙手抓住椅墊，低下頭，收緊下顎，全身緊迫用力。

◎如肩帶有自動緊縮裝置時，背靠椅（如圖9-9）。

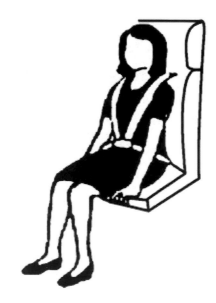

圖9-8

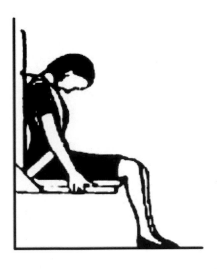

圖9-9

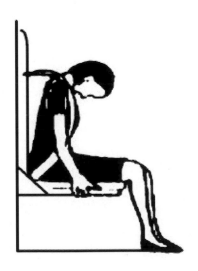

圖9-10

◎如肩帶自動收緊裝置失效時，儘量拉出肩帶，上身前傾（如圖9-10）。

③如空服員無法回到空服員座位，則雙手撐地，背靠隔板，腦後墊上枕頭，屈

腿，兩腳用力蹬地。（如圖9-11）

2.「防衝擊姿勢介紹」（主任）座艙長廣播實例

以下內容應由（主任）座艙長廣播，空服員在客艙示範：

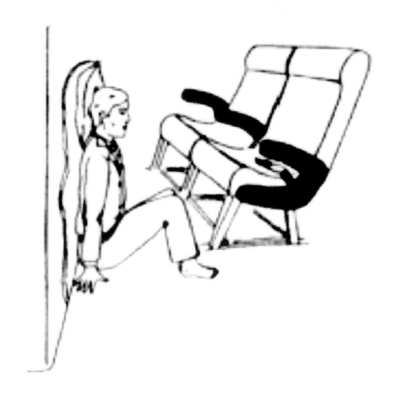

圖9-11

現在空服員將向您介紹兩種防衝擊的姿勢。

當您聽到防衝擊指令時，請把兩腿分開，兩腳用力蹬地，雙臂交叉，身體前傾，兩手抓住前面的座椅靠背，額頭放在雙臂之上。

如果您的手無法抓到您前面的座椅靠背或者在您的前面沒有座椅的話，請彎下腰，雙手抓住您的兩腳，把頭埋在雙膝之中。如果您抓不到腳踝的話，請改抱雙

膝。

當你聽到：「低下頭，全身緊迫用力！」的口令時採取這種姿勢，直到您聽到「解開安全帶」的口令為止。

在飛機著陸時，會有多次撞擊，保持您的防衝擊姿勢直到飛機安全停穩。

（三）安全帶與救生衣

空服員應指揮乘客按要求繫好安全帶並穿好救生衣，以下內容應由（主任）座艙長廣播，空服員在客艙示範。

1.繫安全帶

請繫好安全帶，並將安全帶收緊。當聽到解開安全帶的口令時，拉起扣環的頂部。

2.穿救生衣（只對水上迫降）

現在空服員將向您示範救生衣的使用方法，請旅客們隨同空服員的示範穿上救生衣，但請不要在客艙內充氣。

救生衣在你座位底下。

取出並撕開包裝，將救生衣經頭部穿好。

將帶子扣好，繫緊。

當你離開飛機時，拉下救生衣兩側的紅色充氣把手，但在客艙請不要充氣。

充氣不足時，可將救生衣上部的人工充氣管拉出，用嘴向裡吹氣。

空服員將協助任何需要幫助的人穿上救生衣。

（四）出口位置指示

空服員應向全體旅客指示出口位置，以便於迅速撤離。以下內容應由（主任）座艙長廣播，空服員在客艙示範。

1.陸地迫降

現在空服員將告訴您最近出口的位置，這個出口可能就在您的周圍，請確認至少兩個以上的出口。（安裝在地板上/靠近地板）應急撤離路徑燈將把您引導到出口處。白色為撤離路徑燈，紅色為出口指示燈。

緊急撤離時，請從最近的出口撤離，不要攜帶任何物品。

2.水上迫降

現在空服員將告訴您最近的帶救生船的出口位置，這個出口可能就在您的周圍，請確認至少兩個以上的出口。（安裝在地板上／靠近地板）應急撤離路徑燈將把您引導到出口處。白色為撤離路徑燈，紅色為出口指示燈。

緊急撤離時，請從最近的出口撤離，不要攜帶任何物品。在到達出口時，打開救生衣的充氣閥門。

3.雙通道客機

〔注意：A300、A330、A340-300　的3L/R、A340-600　翼上出口不自帶救生船〕

客艙共有四個緊急出口，兩個在前，兩個在後。為了便於撤離，我們將把客艙分成四個區域。

首先，我們將大家分成兩個大組。坐在這一側的旅客請聽從我的指揮，坐在那一側的旅客請聽從她／他的指揮。

坐在這裡的旅客（重複），請從這邊的門撤離，如果這邊的不能使用，請從那邊的門撤離（作兩組說明）。

4.單通道客機

〔注意：MD82/MD90尾錐門不得在水上迫降時打開。〕

客艙共有四個緊急出口，兩個在前，兩個在後。為了便於撤離，我們將把客艙分成四個區域。

坐在這裡的旅客，請從這邊的門撤離，如果這邊的不能使用，請從那邊的門撤離（作兩組說明）。

（五）選擇援助者

1.援助者的選擇

（1）選擇合適的援助者

選擇合適的援助者對於幫助一些空服員及特殊旅客有效避免由於飛機迫降而引起的危險有極其重要的作用。

一般援助者主要來自：

◎加入機組人員。

◎航空公司僱員（包括其他航空公司）。

◎軍人、警察、消防員和執法人員。

（2）（主任）座艙長廣播實例

女士們、先生們請注意：

如果您是航空公司的僱員、執法人員、消防人員或軍人的話，請與空服員聯絡。我們需要您的協助。

（暫停廣播）

各位旅客：

根據機長的要求，我們將調整一些人的座位，以更好地協助那些需要幫助的旅客，或幫助空服員組織緊急撤離。其他旅客請在原位坐好，繫緊安全帶。

2.援助者的主要工作

（1）坐在原位直至飛機停穩。

（2）面向客艙擋住旅客。

（3）幫助打開艙門。

（4）注意觀察機艙內外的情況（例如起火、煙霧、障礙物、水位淹沒機門等）。

（5）若一個出口不能使用，重新將旅客指揮去另一個出口。

（6）介紹出口的操作方法、滑梯的人工充氣方法。

（7）如果空服員受傷，將空服員帶下飛機。

3.援助者分工

（1）陸地迫降援助者分工。（如表9-1）

表9-1 陸地迫降援助者分工表

	應急窗口	機門出口
機上援助者	判斷狀況，打開出口 站在機翼上幫助旅客撤出	在機門處協助空服員指揮撤離
機下援助者（2名）	站在機翼下，攙扶從上面滑下的旅客 讓旅客遠離飛機	滑下飛機，在下面幫助滑下來的旅客 讓旅客遠離飛機
所有援助者	在遠離飛機的安全地帶大聲招呼旅客向你這邊靠攏 照顧受傷的旅客，防止旅客吸煙或返回客艙 確認援助者已明確任務，必要時調整他們的防衝擊姿勢和座位	

（2）水上迫降援助者分工。（如表9-2）

表9-2 水上迫降援助者分工表

	應急窗口——圓形救生船	機門出口——滑梯/救生船
機上援助者	判斷狀況，打開出口 協助拋放救生船，確定繫留繩與機體連接，拖曳救生船使之充氣 站在應急窗外的機翼上，協助旅客撤出，並讓旅客救生衣充氣	在機門口，協助空服員指揮撤離 讓旅客救生衣充氣。 避開尖銳物品
機下援助者(2名)	協助拋放救生船，將逃生繩連接於機翼上船，並協助旅客登船 讓旅客在船內均勻分布坐下	先上救生船，爬至船頭，相對坐下 坐在船頭，招呼旅客靠近，安排旅客在船沿內交錯坐下
	在旅客撤離後，解開救生船 確認援助者已明確任務，必要時調整他們的防衝擊姿勢與座位	

4.安排旅客志願協助者

（1）幫助有特殊要求的旅客，包括老年人、身心障礙者、沒有人陪同的兒童和不能行走的旅客，安排志願協助者。

◎重新安置旅客和志願者的座位，避免把家人分開就座。

◎指示協助不能行走的旅客到出口處的方法。

（2）使用以下方法中的一種來幫助不能行走的旅客撤離。

◎毛毯法：首選運送法，把一塊毛毯放在座椅靠背之上和不能行走的旅客的座椅底部，為了協助其到出口處，由2名援助者將需幫助的旅客放在毛毯上，然後拉起毛毯的角，從而把旅客移動到出口處。

◎抬送法：為了協助旅客到出口處，把座椅向後傾，並且讓他/她向前傾，使得援助者能夠從背後靠近。然後，援助者上臂穿過旅客的腋下，在旅客的胸廓之間滑動她/他的手，援助者用他/她的右手握住旅客兩個手腕的情況下，向旅客的身體方向拉動手腕和手臂，並將身體抬起來。如有另一名援助者則可以抱住旅客的膝蓋，隨即把旅客送到出口處。

（3）在機門口處不能行走的旅客的撤離方法。

◎派2名援助者到滑梯的底部。

◎對於具有上肢力量的旅客，讓旅客在雙臂伸出的情況下坐在滑梯的頂部滑下。

◎對於沒有足夠的上肢力量的旅客，把旅客放置在滑梯的頂部，並且讓援助者坐在旅客後面將雙腿叉開，以隨同他/她一起滑下。

◎援助者應當幫助這些旅客離開滑梯並遠離飛機。

（4）撤離勤務性動物（如導盲犬）：

◎為了防止導盲犬被撞擊，用枕頭和毛毯在隔板處或在旅客前面的座位底下鋪墊好，以減緩衝擊。

◎建議旅客卸下導盲犬的挽具並套上皮帶。

◎撤離時應當由主人來負責牽動動物滑下。

二、迫降前的客艙準備要領

客艙準備可能會耗費很多時間，在時間許可內應最大即度地做好一切準備，撤離時機組必須攜帶一切所需備用品。

機組人員必須以鎮靜的姿態面對旅客，並使所有旅客保持安靜，遵守秩序。不論何時一個歇斯底里的人有可能使整個場面出現混亂。空服員應採取必要的措施，使他／她保持安靜。

對於機上有失能的客艙機組人員，（主任）座艙長要及時予以調整，以保證客艙內所有區域均在空服員的監控之中。

1.溝通與協調

（1）機長和（主任）座艙長之間的溝通與協調。

當機長緊急呼叫或廣播呼叫（主任）座艙長到駕駛艙時，（主任）座艙長必須帶好筆、紙、手錶進入駕駛艙，甚至強行進入駕駛艙。

◎雙方必須協調以下內容：

——緊急情況的性質。

——準備時間的長短。

——防衝擊命令由誰、以何種方式發出。

——特殊指示（如飛機的狀態或天氣情況）。

——重複以上訊息。

——如果時間十分倉促至少要作如下協調。

迫降類型。

準備時間。

重複以上訊息。

（2）（主任）座艙長與空服員之間的協調與溝通。

（主任）座艙長必須立即廣播通知空服員集中，或以內話方式呼叫全體空服員。

◎雙方必須協調以下內容：

——傳遞來自機長的訊息。

——確定客艙準備（包括服務艙和旅客）計劃。

——指示空服員參閱《客艙準備檢查單》。

——指示空服員使用《應急程序簡令紙》。

——明確個人職責，安排準備工作。

（3）（主任）座艙長還應做到：

——根據真實情況，作緊急情況的（主任）座艙長廣播。

——將全部客艙燈光調至100%亮度。

——確定是有準備的迫降或有時限的迫降（準備時間有限）。

2.固定客艙／服務艙的鬆散物品

（a）檢查／固定客艙鬆散物品。

——檢查行李是否存放適當。

——檢查座椅安全帶是否在身體低位繫緊。

——檢查座椅靠背是否調直。

——檢查小桌板、座位上的放像設備與腳踏板收起。

（b）固定好服務艙鬆散物品。

——固定餐車、用具箱、烤爐、烤格、燒水壺等服務用具，扣好鎖扣。——將散放在服務艙內的餐盒、飲料等收藏在可封閉的儲藏空間內。

三、作最後準備

1.空服員迫降前3分鐘的主要工作

飛機迫降前3分鐘或得到來自駕駛艙的指示：「空服員作最後檢查／準備」時，空服員應立即完成以下工作：

（1）再次檢查客艙／服務艙。

（2）關閉客艙燈光，打開應急燈光。

（a）尤其在夜間必須關閉客艙燈光，以幫助旅客適應黑暗的環境。

（b）同時（主任）座艙長應打開應急燈開關，確保飛機正常供電斷開後，應急燈光系統能正常工作。

（3）通知機長。

空服員應在完成迫降前對旅客的各項簡介，以及客艙和廚房檢查後，通知（主任）座艙長，（主任）座艙長應向駕駛艙報告（可直接進駕駛艙）「客艙準備完畢」。

（4）（主任）座艙長提示空服員進行個人準備。

2.空服員個人準備

（1）取下身上的各類尖銳物品，以及領帶與絲巾（鬆開衣領）。

（2）脫下高跟鞋，並去除尼龍絲襪。

（3）弄濕頭髮，以防被火引燃。

（4）確認手電筒及撤離時應攜帶的物品的位置（但不要把它從支架上取下）。

（5）在空服員折疊座椅上坐好，繫緊安全帶。

（6）做好防衝擊的準備動作（在接到指令時立即作出防衝擊姿勢）。

（7）回顧撤離分工並做靜默三十秒複查（STS）。

3.防衝擊

（1）在機長發出防衝擊信號——「採取防衝擊（動作／姿勢）」時，採取防衝擊姿勢。

（2）向旅客發布防衝擊口令——「低下頭，全身緊迫用力」（中英文交替）。

（3）保持防衝擊姿勢，直到飛機完全停穩。

第二節 撤離及其應急措施

一、撤離決定

　　透過麥克風、撤離警告聲，有時甚至透過口頭發出指令，一旦做出要緊急撤離的決定，應立即透過麥克風或口頭等方式發出撤離指令，全體機組成員必須密切合作，確保撤離的成功。

1.決定撤離

（1）駕駛艙發起的緊急撤離

◎在接到預先安排的緊急撤離信號或者聽到撤離廣播「全體旅客立即（從左/右側）撤離」時，立即解開安全帶，進行緊急撤離。

◎若沒有來自駕駛艙的指令，立即解開安全帶，（主任）座艙長／前艙空服員立即聯絡駕駛艙，協調是否需要緊急撤離（提供機體結構性損傷、起火等訊息）。

（2）空服員發起的緊急撤離

◎空服員在飛機停穩三十秒內未接獲任何緊急撤離：

——嚴重的結構性損傷，機體破損。

——威脅性起火或煙霧。

——水上迫降。

——發動機周圍漏油。

2.不需撤離

當決定不撤離時，空服員會收到廣播通知：「空服員留在原位。」

通常無需撤離的情況有兩種：

◎不必發起撤離行動。

◎正在進行的撤離行動已變得不再必要。

3.控制旅客情緒

為防止可能出現的恐慌局面，空服員必須在飛機停穩後迅速控制客艙中旅客的情緒：

◎需要撤離，高呼：「鎮靜，沒關係，不要驚慌！」而後立即退回機門處組織撤離。

◎不需撤離，高呼：「鎮靜，不要慌，留在原位坐好！」

二、陸地迫降撤離組織

1.確認出口狀況

（1）對機門外的狀況進行觀察

透過機門上的觀察或機門旁的客艙舷窗觀察，確認出口是否有效、可用。

◎機體結構性損傷、起火、障礙物（如金屬殘片）、機門處的燃油都有可能導致出口失效。

◎除非已沒有更好的選擇，如果由於濃煙等因素使你無法對狀況進行評估時，

那麼不要冒險打開這個出口。

（2）對迫降的類型進行評估。（如表9-3）

表9-3 可使用出口評估表

情形	可以使用的出口
起火	與起火出口相對的出口
所有起落架自動收起／折斷（機腹著陸）	所有出口
主起落架完全收起／折斷（機頭高）	較低的緊急出口／緊急逃生窗
前起落架自動收起／折斷（機頭低）	前部（機翼前緣）的緊急出口／應急逃生窗

註：①在收起起落架著陸的情況下，某些機型如果出口離地很接近時在啟用出口之前應當解除機門待命（預位）。

②在部分收起起落架著陸的情況下，某些出口因為離地過高，導致滑梯過於陡直而不能正常使用。

2.打開出口

（1）如果出口可以使用

迅速確定機門處於待命（預位）狀態，並打開出口。如果出口無法打開，則試著再次打開它。

（2）如確實無法打開出口時

◎使用以下口令：「這個出口不能使用！走那邊！」重新把旅客引導到另一個可用的出口。

◎除非附近的出口已沒有空服員指揮，否則不要離開已經失效的出口，以防旅客擅自使用出口。

◎如果附近的出口沒有空服員操作，立即前往該出口，在確定該出口可以使用的情況後，立即打開出口。

3.確認滑梯狀況（例如滑梯角度適當、完全充氣）。（如表9-4）

表9-4 滑梯狀況評估表

出現情況	處理方法
滑梯未能自動充氣	拉地板上的紅色人工充氣把手 (MANUAL INFLATION HANDLE)，待滑梯充氣後，引導旅客撤離
滑梯未能完全充氣，或使用中漏氣	如有充分的時間且計劃可行時，將滑梯改作軟梯使用，並重新引導旅客使用
滑梯完全充氣並且處於安全狀態	立即引導旅客撤離

4.引導旅客撤離

在緊急撤離期間，請使用手勢及口令指示，不要擋住緊急撤離路線。

（1）在滑梯充氣過程中

◎一手抓住輔助把手，一手伸直擋住出口。

◎使用以下口令：「解開安全帶！（站起來！）」，「不要帶行李！」，「脫下高跟鞋！」

（2）滑梯充氣完畢後

◎迅速面向客艙，退到一側。

◎立即指揮旅客撤離，使用以下口令：「走這邊！」，「快，撤離！」

◎在煙霧環境中撤離時，還必須使用以下口令：「彎下腰，俯下身，用衣袖捂

住口鼻。」

◎在黑暗環境下（應急電源失效）撤離時，立即拿上手電筒，俯下身，打開手電筒，照射附近的地板並來回晃動，同時使用以下口令：「朝燈光方向走。」

注意：通常機門出口都帶有滑梯或滑梯／救生船，而應急窗出口是沒有的。A320/A319飛機的應急窗出口是個例外，在取下艙門蓋的時候滑梯會自動放出充氣，它的人工充氣手柄位於應急窗框的上方。

5.旅客撤離時

（1）出口可以使用

●在應急門處

◎指揮旅客撤離，使用以下口令：

——「手臂伸直向前！」（對所有類型的滑梯都是如此）

——「跳！滑！」（滑梯，或者需迅速撤離）

——「坐！滑！」（單通道滑梯）

——「快！下飛機！」「快！跳下去，離開飛機！」（CRJ-200、EMB-145）

◎除非在機門處有旅客猶豫不動，應用力將其推出門外。否則當旅客撤離時，請不要碰他們。

●在應急窗處

◎指揮旅客撤離，使用以下口令：「跨出去，轉身！從機翼後部滑下！」「從機翼前部滑下！」（CJR-200，EMB-145）

（２）出口不能使用

◎如果出口變得不能使用，則擋住出口並重新把旅客引導到其他出口處，並使用以下口令：「這個出口不能使用！（機外起火！）走那邊！」

◎如果在任何出口處有旅客們正在排隊等候，就要把他們引導到不太擁擠的出口。

◎考慮一下時間、可用性和離地距離，重新把旅客引導到一個可以使用的出口。

（３）使用未充氣滑梯作為軟梯

◎在停機坪用滑梯架設軟梯

——派2位援助者先下滑梯。

——當他們在地面相對站立時，指導援助者抓住滑梯兩側把手，拉出滑梯。

——指導援助者與飛機成45°角拉出滑梯。

——此時空服員應指導旅客：「坐！滑！」

——指導另外的援助者在滑梯的底部協助旅客撤離，並讓大家遠離飛機。

（４）若事先未安排出口援助者

◎讓最前面的一位旅客，站到對面：「你跟我一起指揮旅客！」

◎讓另兩名旅客：「你們兩位留在滑梯下面！幫助人們離開！」

6.機組撤離飛機

◎按程序要求，需先下飛機的空服員應在地面協助旅客撤離，並指揮旅客遠離飛機。

◎要確保所有旅客已經緊急撤離飛機：

——空服員應確保所負責區域的旅客已完全撤出，並從就近的出口撤離。

——（主任）座艙長應協同機長對整個客艙由前至後作全面的檢查，並從後艙就近的出口撤離。

◎在檢查客艙時，使用以下口令：「客艙裡還有人嗎？聽到請回答。」

◎全體空服員撤離時應帶上旅客艙單、急救藥箱、信標機、麥克風、手電筒和客艙空服員手冊，然後撤離。

◎一旦撤出飛機，則不要馬上再進入飛機。

7.緊急撤離後的地面工作

◎盡可能多地帶上各種必要設備、飲料、食品、毛毯等，必須迅速撤離，飛機隨時可能起火並爆炸。

◎迅速遠離飛機，至少應保持100公尺（待發動機完全冷卻，滲出的油類揮發後方可返回機內，搜救隊較易在那兒發現倖存者）。

◎提供急救，識別並優先處理嚴重受傷者，歸還旅客的鞋子。

◎將倖存者分成幾個組（每組4～5人），帶領他們行動並保持平靜，領隊必須清楚有多少組員，每個組員必須都被安排指定工作。

◎在每個組裡，建立互助機制。

◎如天氣惡劣，應建臨時掩體。

◎準備好充分的救援用信號器具。

◎清點倖存者。

◎如果可以返回機艙，取出機上有用物品，如應急設備、食品和水，把滑梯卸下用來制掩體。

◎試著用機載無線電發布求救信號。

◎救生時不要莽撞行事，注意保存體能。

◎必要時，設一名警衛，看護郵件、包裹或使飛機不受干擾。

三、水上迫降撤離組織

1.確認出口狀況

（1）透過機門上的觀察窗或機門旁的客艙舷窗觀察機門外的狀況。確認出口是否有效、可用。注意結構性損傷、起火的地方，觀察出口是否被水淹沒或受到阻塞。

（2）對迫降類型進行評估：如跡象顯示飛機可能會很快下沉時，應迅速將救生船與飛機脫開。

2.打開出口

（1）如果出口可以使用

◎迅速確定機門處於待命狀態，並打開出口。

◎如果出口打不開的話，則試著再次打開它。

（2）如確定無法打開出口時

◎使用以下口令：「這個出口不能使用！走那邊！」重新把旅客引導到另一個可用的出口。

◎除非附近的出口已沒有空服員指揮，否則不要離開已經失效的出口，以防旅客擅自使用該出口。

◎如果附近的出口沒有空服員操作，立即前往那個出口，在確定該出口可以使用的情況下，立即打開出口。

3.確認救生船狀況（例如救生船的載量、是否完全充氣）。（如表9-5）

表9-5 救生船狀況評估表

出現情況	處理方法
救生船未能自動充氣	拉地板上的紅色人工充氣把手 (MANUAL INFLATION HANDLE)，待滑梯充氣後，引導旅客撤離
救生船不能拋放（出口被堵/水位高於進門口）	將救生船轉移至另一適用處
救生船完全充氣並且處於安全狀態	若出口適合於撤離，指令旅客：「解開安全帶」、「不要帶行李」、「脫下鞋子」、「這邊走」、「快！」

4.引導旅客撤離

在緊急撤離期間，請使用手勢及口令指示，不要擋住緊急撤離路線。

（1）在救生船充氣過程中

◎一手抓住輔助把手，一手伸直擋住出口。

◎使用以下口令：「解開安全帶！（站起來！）」「不要帶行李！」「脫下鞋子！」

（2）救生船充氣完畢後

◎迅速面向客艙，退到一側。

◎立即指揮旅客撤離，使用以下口令：「走這邊！」「快，撤離！」

◎在煙霧環境中撤離時，還必須使用以下口令：「俯下身，用衣袖摀住口鼻。」

◎在黑暗環境下（應急電源失效）撤離時，立即拿上手電筒，俯下身，打開手電筒，照射附近的地板並來回晃動，同時使用以下口令：「朝燈光方向走。」

5.旅客撤離時

（1）出口可以使用

●使用滑梯／救生船（通常在機門出口處）

◎在水上迫降中，最好是使用配有滑梯／救生船的門。試著讓旅客直接從飛機登上救生船，防止旅客溺水和體溫過低。

◎使用以下口令指揮旅客：

——「救生衣充氣！上船！走到頭！坐下，不要站起來！」（滑梯／救生船）

——「請坐下，不要站起來！」（上滑梯／救生船後）。

◎指示旅客相對在船內坐下，以均勻地分布重量並保持坐著的姿態（移動位置時應當用手和膝蓋爬行）。

◎在所有旅客都已登船之後，拉出斷開手柄，割斷繫留繩，然後把滑梯／救生船划至遠離飛機的安全地帶。

●使用天花板上的（圓形）救生船

◎需要有2～3個人把救生船搬到出口處，搬動救生船包時，繩扣一側向上。

註：要讓援助者小心提防紅色把手，以防在客艙內充氣。

◎把救生船固定到飛機之上。

——在機門處：把救生船的連接繩緊固在機門處的穩固的可連接部位。

——在應急窗口處：把窗口上／行李架內的脫離繩連接到機翼的連接點上。把救生船的繫留繩繫到脫離繩之上。

◎把救生船投到水中（救生船外包裝不必卸下）。

註：在機翼上，把救生船擲離機翼前緣，以避免被金屬件和機翼拉破。

◎猛拉繫留繩，使救生船充氣（充氣可能需要15秒至20秒的時間）。

◎拉動並使救生船靠近飛機，但要避開任何尖銳的物品。

◎如可能，讓旅客直接上救生船，或者讓旅客跳入水中並游到救生船的登船處上船。

◎使用以下口令指揮旅客：

——「救生衣充氣！上船！分散坐下！不要站起來！」（圓形救生船）

——「請坐下，不要站起來！」

◎指示旅客在船內分散坐下，以均勻地分配重量並保持坐姿（所有的位置移動都應當用手和膝蓋來爬行）。

◎當所有的旅客都已登船之後，割斷繫留繩並把救生船划至遠離飛機的地帶。

●使用滑梯做浮板

拉動水上迫降的斷開手柄（不連機手柄），從飛機上卸下滑梯。

◎輕輕地**拋**出滑梯，並且讓旅客從飛機上跳入水中。把滑梯正面朝下翻轉，應當把受傷的成年人和兒童安置在滑梯之上。所有其他旅客應當待在水中，握住滑梯四周的救生索。

◎斷開繫留繩，讓滑梯從飛機上脫開。

●使用應急窗口（無救生船）

◎打開窗口。

◎把窗口行李架處的脫離繩連接到機翼的連接點之上。

◎指揮旅客：

——「快，跨出去！從機翼上下飛機！」

——「走那邊，撤離！」

◎指示旅客將脫離繩用作扶手。

◎指示旅客跳入水中並游到救生船或滑梯／救生船那裡。

（2）飛機迅速下沉時（迅速緊急撤離）

◎打開出口，使救生船充氣。

◎拉出斷開手柄，從飛機上卸下充氣的救生船。

◎割斷繫留繩使救生船脫離飛機

◎讓援助者跳入水中，並且把救生船推離飛機。

◎讓旅客在救生衣充氣的情況下直接從飛機上跳入水中。

◎要確保所有旅客都已撤離飛機。

◎從水中登上救生船。

（3）機門口離水面過高

◎打開出口，使救生船充氣。

◎拉出斷開手柄，從飛機上卸下充氣的救生船。

◎讓旅客們將救生衣充氣後直接上船，或跳入水中後，由水中登船。

◎確保所有旅客已登上救生船。

◎割斷繫留繩。

（4）出口不能使用

◎如果出口變得不能使用，則擋住出口並重新把旅客引導到其他出口處，並發出適當的指令：「這個出口不能使用！（機外起火！越過去！）走那邊！」

◎如果在任何出口上旅客們正在排隊等候，則要把他們引導到不太擁擠的出口

處。根據需要,指定援助者,對狀況進行確認並啟用出口。

◎把滑梯/救生船重新安置到已釋放和拆卸了原來救生船的可使用的門之上。

(5)若事先未安排出口援助者

◎讓最前面的一位旅客,站到對面,並告知旅客:「你跟我一起指揮旅客!」

◎讓另兩名旅客:

「你們兩位先上船讓旅客爬到船頭,相對坐下」(僅在滑梯/救生船)。

「你們兩位先上船協助旅客登船,並讓旅客分散坐下」(僅在救生船)。

6.機組撤離飛機

◎按程序要求,需先下飛機的空服員應先登上救生船,並在船上協助旅客登船,並安排旅客有序地坐下。

◎要確保所有旅客已經撤離飛機:

——空服員應確保所負責區域的旅客已完全撤出,並從就近的出口撤離。

——座艙長(主任)應協同機長對整個客艙作全面的檢查,再回到前艙,從1L出口撤離。

——在檢查客艙時,使用以下口令:「客艙裡還有人嗎?聽到請回答。」

◎全體空服員撤離時應帶上旅客艙單、急救藥箱、信號機、麥克風、手電筒和客艙空服員手冊,並帶上旅客的鞋子,然後撤離。(分工參見本章5.12附錄)

◎一旦撤出飛機,立即割斷繫留繩,將救生船與機體完全斷開。

7.緊急撤離後水上工作

●為保存體力使用蛙泳方式。

●漂浮時，仰面，用手臂慢慢划水。

8.救生船上的管理

（1）救生船管理

●救生船距離飛機不應過遠。

●搜尋落水者，正確清點人數，保證所有人都已上船。

●機組成員應是船上的指揮者，將機組成員均勻地分到每個船上。

●清理船內積水，堵塞漏洞，固定好所有物品，支好天篷。

●把小刀、舀水桶等小物件系在船上。

●如你附近有其他救生船以7～8公尺為間隔將船連在一起。

●保證充氣柱體內的空氣充足，但不要過多。白天高溫時，放掉點氣，夜冷時再補充些氣體。

●不要把小刀、漁具、罐頭拉環，及各種尖銳物品扔在船艙地板上，不要用鞋去蹭船底或充氣柱體。

●確保船上的每個人都穿好救生衣，並充氣。

●旅客均勻地分布在船內。

●不要坐在船舷上。

●在船內需移動位置時，應先告訴周圍的旅客。

●當發現有飛機時，將船相互拉近，使天篷的顏色更易被識別；如有大浪不要這樣做，否則可能會使船顛覆。

（2）救生船上的指揮

●明確船上每個人的職責，使他們一同參與工作，除非那些受重傷或呼吸困難的人。

●不論晝夜，每時每刻都應有人值勤。

●把值勤者用一根不短於3公尺的繩繫在船上。

第三節 野外求生技能

當飛機迫降時，倖存者必須面對可能出現的諸如地形和氣候之類的困難，竭盡全力以保全生命，得以生存。為此而採取的一切行動被稱為「求生」。

生存的首要條件是具備求生的慾望，求生的知識和技能，強健的身體。空服員必須有能力使自己和其他共同患難者擁有樂觀的精神；空服員還應懂得如何獲得水、食品、火種、容身之地等生存的必需物品，如何呼救以吸引營救人員，如何在沒有援助時獲得安全的保護或脫離險境，空服員還應掌握保存體能的方法，避免和對付疾病與受傷的方法，以便幫助那些比自己更不幸的人們。

求生技能，並不是僅僅指應付空難之類的極端條件，例如：在起飛和下降時繫上安全帶，這就增加了空難發生時的倖存機會；生活中，過馬路時會左右看一下，臨睡前檢查煤氣閥和門窗等，實質是本能地運用求生的技能。應該將這些技能變成一種良好的習慣。

一、空難求生指導方針

在空難發生後的求生過程中，必須牢記以下的指導方針：

1.撤到安全地帶

●如果飛機有起火或爆炸的可能時，必須遠離飛機（至少應保持100公尺）並待在風上側處直至危險過去。

●為了便於搜救，當危險過去後，移向飛機的著陸地點。

●不要驚惶失措地奔向未知區域，設法與其他倖存者保持聯絡。

●除非身處毫無遮蔽的空曠地或危險之中，否則沒有必要另選安全地帶。

●不要將山頂或山腰作為避難之所，地勢低的地方更易建掩體設施。

●不要全體出動去尋找安全地帶，應分組行動，不要單獨行動，相互保持聯絡並做好路標，以便順利返回。

●離開失事地點時應做好標記，以便營救人員尋找。

2.攜帶有用物品

●盡可能多地帶上飲料、食品、毛毯以便更好地抵禦未知的困境。

●帶上醫療救護用品，如藥箱，急救箱，氧氣瓶。

●帶上信號器具，如手電筒、麥克風、信標機，以便發布求救信號。

●帶上旅客艙單，用於確定受傷、死亡、失蹤者。

●帶上客艙空服員手冊，從中獲取有關求生的指導方針，至少紙張還是一種很

好的引火材料。

●如果飛機已無進一步危險，可設法返回機艙獲取更多有用物品。

3.救護傷員

●應將傷員一起轉往安全地帶。

●區別傷勢，展開救護，首先是呼吸困難者，然後依次是大出血、骨折和驚恐者。

●如有死者應與生還者分開。死亡會製造恐怖氣氛，這樣做有利於使倖存者安寧。

4.採取保護措施——建掩體

●盡可能利用天然場所和手邊的材料來建立、加固和擴充掩體。

●身處空曠地帶時，利用裝備與飛機殘骸，如挖坑，也可以用天然窪地，用浮土加固加高四周做掩體。

●用石塊、殘骸、樹枝、毛毯、滑梯布等製成防風牆。

●掩體除可防風、防雨外還應能遮陽。

●如有傷勢嚴重不便移動者，就地建簡便掩體。

●生火取暖，並利用反光材料，增強熱效應，大家聚在一起減少熱量散發。

二、求生要素

生存的首要條件就是要有強烈的求生慾望，盡可能地保存體能、具備保持健康

與清潔的方法。

1.強烈的求生慾望

●充分預見可能存在的危險和困難局面，並作出行動計劃。

●經過訓練和平時經驗的積累，能增強求生的慾望。

●保持樂觀的情緒，使自己和周圍的人能放鬆下來。

●保證身體處於健康的狀態，有利於增強求生的信心。

●盡快適應陌生的環境，並進行心理調節，排除憂鬱情緒。

2.保存體能

●必須保證有水和食品的供應，但不要為此過分勞累。

●不要無目的地走動或大聲呼叫，不要做超出能力範圍的事。

●保暖禦寒，防止暴曬，避免身體過冷或過熱。

●建造掩體，來應付寒風、烈日與風沙的威脅。

●避免流汗而導致體內水分流失。

●儘量睡覺減少體能消耗。

3.保持健康與清潔

●腳的保護

——行走是求生過程中唯一的交通方法，不要讓腳受傷。

——腳受傷後必須立即求助。

——注意保持腳的清潔與溫度。

——盡可能地穿上鞋和襪子。

●保護眼睛

——使用太陽鏡或專用護目鏡。

——用布片或樹皮保護眼睛，中間留一條狹縫。

——用炭筆塗黑眼瞼下方。

——注意保護視網膜，防止雪盲。

——防止外傷感染：

不要揉搓眼睛。

避免使用隱形眼鏡，沒有專用清潔劑時，含在口中用唾液浸潤消毒。

●個人清潔

——飲食不當，會導致腹瀉與嘔吐。

——密切注意毒蟲叮咬與毒蛇的攻擊。

——注意個人清潔（尤其是女士）。

——注意環境清潔，將汙物與廢物在遠離生活區的地方加以掩埋。

三、應對嚴寒

冬季氣溫通常在0℃以下，且伴有大風，尤其在極地地區，冬季氣溫在零下50
～60℃，風速有時會在40公里/小時以上，大風會導致實際氣溫遠低於溫度計顯示的
溫度。當人身體發顫時，表明體溫已開始下降，體溫低於30℃是對身體有害的。

在冰天雪地中求生時必須注意以下幾點：

●不要試圖在暴風雪來臨時遷移。

●在冰雪融化的季節裡注意避開浮冰，避免陷入沼澤中。

●防止跌入冰水中（在冰水中4分鐘，會使暴露部分凍僵，7分鐘會喪失意識，
15～20分鐘死亡）。

●避免將身體弄濕或長時間待在潮濕的環境中。

●尋找或搭建掩體和雪房避開風、雪、冷空氣、海浪等。（如圖9-12）

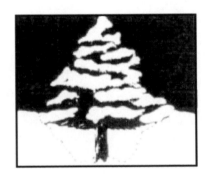
天然掩蔽體
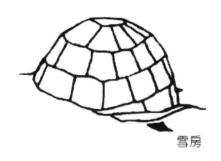
雪房

圖9-12

●注意清理環境和個人健康

——在體能足夠時清理周圍環境。

——飲用熱飲或飲酒驅寒。

215

——擠成一團，防止熱量失散。

——適當作熱身運動。

——防止體溫下降、凍傷、足部浸水，一氧化碳中毒。

●用衣物將身體、手、腳裹起來，儘量穿毛料衣服。

四、應對酷暑

夏季氣溫通常較高，且日照強烈，在赤道附近與亞熱帶地區還會出現40～50℃的高溫，且通常還伴有高濕度的情況（濕度高達80%～90%）。直接在陽光下暴曬，會導致疾病的發生（如日射病、中暑、熱消耗、熱痙攣），這會加速體能的消耗，身體脫水或缺水會直接威脅生存。

1.作為預防應注意以下幾點

——儘量穿白色或淺色衣服。

——戴上遮陽帽/罩，防止陽光直射。

——白天注意休息（不要坐在熱騰騰的地面上）。

——搭建掩體，或在樹蔭下休息。

——儘量把工作安排在夜間，不要圖快，慢慢做事。

——儘量多喝水，適當補充鹽分。

2.作為健康防護，還應注意

——不要光腳，以免受到水蛭、沙蠶和蜈蚣的攻擊。

——點上火堆，並弄出煙來（任何濕的材料燃燒時都會有煙），這樣可以驅趕蚊子和飛蟲。

——不到休息時，不要脫掉濕衣服，這樣可以防止皮膚被曬傷，並防止受到外物剾傷。

——穿戴衣服前把衣服抖開，並仔細檢查一遍，尤其是手伸入口袋時要謹慎。

五、應對沙漠

沙漠地帶通常晝夜溫差很大，例如：夏季，白天有時高達40℃左右，而夜間則降至15℃左右；而在冬季晝夜溫差也在20℃左右，有時還伴隨連綿不斷的雨雪天氣；而有些地區則終年沒有降雨，偶爾出現的降雨可能會是滂沱大雨，並形成洪水，但很快會被地表吸乾。

在沙漠中求生時，應注意以下幾點：

1.尋找水源

——設法從綠洲，乾涸河床底部的水洞，坎兒井中尋找水源。

——仙人掌類植物中富含水分。

——在晝夜溫差很大時，從凝結的水蒸氣取水。

——在沙丘間的最低處奮力下挖可能會找到水源。

2.防止體液缺損

——流汗後及時補充水分，流汗是人體降溫機制，體液減少時，依然會大汗不止。

——畫伏夜行或白天休息，夜間工作（如搭建掩體）。

——在夜間生火取暖或煮水（灌木與大型動物糞便都很易於燃燒）。

——全身著衣，白天不要脫下衣服，否則會增加流汗，衣服應寬鬆，以便隔熱或保暖。

——使用頭巾，可以隔熱，防曬，且能防止沙暴迷眼。

——注意眼睛的防護，因為沙漠中會有閃爍光和風沙危害。

——不要光腳走在熱沙上，否則皮膚會燙起泡，也不要穿涼鞋行走。

——注意防止食物變質，食品開啟後應儘量吃完。

六、海上求生

地球表面約80%的面積被水覆蓋著，在所有求生環境中，由於我們對海洋環境缺乏認識，海上求生就變得尤其可怕和難以存活，在寒冷的海水中體溫會迅速下降，必須設法盡快登上陸地或救生船中。

1.遇有重油

——用蛙泳方式。

——將正前方與兩側的油撥開。

——在越出油面前，緊閉雙眼與嘴直至浮出水面。

——保持身體浮在水面之上，直至游出該水域。

2.水面有油或氣體燃燒

——撥開正前方的火苗。

——如水面感覺有高溫時，做深呼吸，潛入水下。

——盡快游出起火的水域，並浮出水面。

——在起火水域游泳時，救生衣千萬不要充氣。

3.健康保護

——儘量使用救生船與船載設施。

——避開海水、海風、日曬的侵襲。

——保持船內乾燥。

——收集雨水，增加淡水資源，飲用淡水與無酒精飲料，不要喝海水。

——保存好體能，不要做無謂的事，儘量睡覺。

——不因船內空間狹小而影響大小便。

——在寒冷環境中船底墊上毛毯、衣服，並保持衣服乾燥。

——在炎熱環境中，適當用水浸濕衣服，並每日清洗，日落前晾乾。

4.對付鯊魚

——用力拍打水面嚇阻鯊魚。

——不要將手、腳泡在水中。

七、水和求生

人體的75%由水組成，嘔吐、腹瀉、流汗都會使體液流失。當人的體重下降20%時，生命就會受到威脅。氣溫低於29℃時人可承受脫水25%，氣溫高於29℃時脫水15%就會威脅生存。身體消耗的水分必須及時、不斷地補充。求生中注意尋找水源。流動的水是最理想的選擇。有條件的話避免喝生水。對於水質不佳的水必須煮沸或使用水淨化片後方可飲用。正常人僅靠飲水可維持生命20天左右，而斷水三天就可能造成死亡。

1.維持體液平衡的方法

——飲水或吃含水分的食物，來補充體液。

——多休息，少活動。

——不要抽菸，飲酒。

——待在陰涼處，不要坐在熱的地面上。

——若缺水，減少或不要進食，消化脂肪類食品需大量水分。

——不要談話，用鼻子來呼吸。

2.獲取淡水

——尋找水源，水通常在低窪處，植被之下常會有水（注意：對周圍有動物殘骸的水源要保持警惕，沙漠中的死湖、往往含鹽量很高，不能直接飲用）。

——凝結水汽：將塑膠袋套在嫩枝上，讓葉面蒸騰，獲取凝結水。（如圖9-13、圖9-14）。

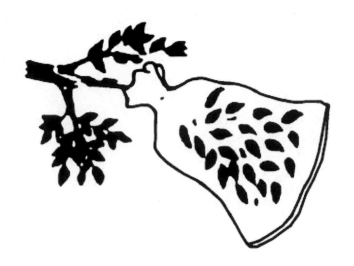

圖9-13

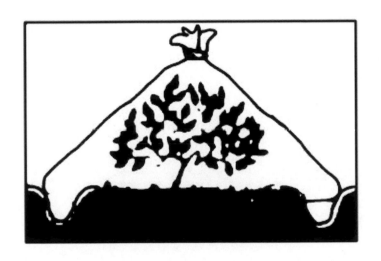

圖9-14

——日光蒸餾：挖一大坑，坑底放一個收集器皿，坑頂覆上塑料布周邊壓實，塑料布中央擱一塊石頭（如圖9-15）（注意：此法適於蒸餾有毒的水、海水、尿液等，千萬不要直接喝海水或尿液）。

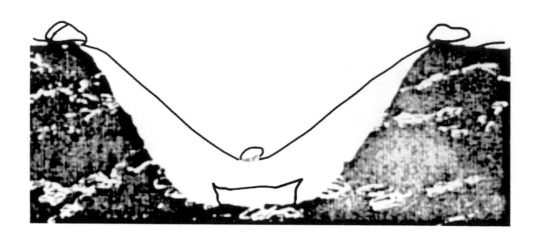

圖9-15

——冰雪化水：融冰比融雪更容易，且所需熱量較少。

——用海冰化水：通常海冰含鹽量很高，化成水也不能直接飲用。而年代古老的冰含鹽較少。（注意：年代近的冰，輪廓粗糙，呈乳白色；年代古老的冰，邊緣光滑，呈天藍色）

——從動、植物中取水：植物的根、莖、葉中都會含有水分（注意：有些植物的汁液是有毒的，注意鑑別）。動物的眼眶中含有較多水分，可直接吸吮，所有魚類體內都有可飲用的流汁。

3.缺乏飲用水時，飲用水應定量供應

——求生第1天，不要飲水，利用體內儲存的水分。

——求生第2～4天，每天飲水最多不超過400毫升。

——求生第5天後，每天飲水控制在55～225毫升間，依天氣而定。

——長期缺水後，絕不可以突然大量飲水。

——飲水前先浸潤唇、舌、喉。

——此時不要吃富含蛋白質的食物。

八、食物

食物對於短期生存並非絕對必要，盡可能多帶點飛機餐，可解決食物問題，但要記住只進食不飲水會使人脫水。體力勞動與腦力勞動都會消耗人的體能。當食物缺乏時，應心境平和、放鬆，以免浪費能量。

1.食物分類

◎碳水化合物，主要包含兩大類：

蔗糖類：存在於果汁、糖漿、蜂蜜與水果中，可直接食用。

澱粉類：存在於植物塊根、塊莖與穀物類的種子中。

缺陷：①無維生素B，②可引起便祕。

◎脂肪主要存在於動物皮下脂肪組織與器官周圍。動物、蛋類、奶類、堅果、真菌及部分植物中都有。

缺陷：①不易消化，②消化時需大量水分。

◎蛋白質主要存在於肉類、魚類、蛋類、穀類、豆類、真菌類、堅果之中。

缺陷：植物類蛋白質不包含人體所需的全部氨基酸。

◎礦物質：人體需要的各種礦物質的量是各不相同的。

大量元素：鈣、磷、氯、鈉、鉀、錳

少量元素：鐵、氟、碘等

微量元素：鍶、鋁、砷、金等

◎維生素共有40種左右，其中有12種是人體必需的，植物中含有微量的維生素，皮膚照光可合成維生素D，小腸內的細菌葉可合成維生素，多數維生素可從外界獲得。

缺乏維生素會造成皮膚病、壞血症、佝僂病等。

2.嘗試植物

當食物缺乏時，我們不得不尋找其他食物來源，某些植物可能有食用價值，應遵循以下介紹的程序進行毒性鑑定，且每人每次只可嘗試一種，必須按序進行，當有疑惑時立即停止試驗。當有不適時，盡快刺激喉嚨把它嘔吐出來或吞少量炭灰誘使嘔吐。

◎看：

若植物莖、葉上附著有蛆蟲或其他蠕蟲時不能食用。

有些植物在衰老期會分散代謝產生有毒物質。

◎聞：

切下一小塊，若有難聞的苦杏仁或桃樹皮味，應立即扔掉。

◎抹：

稍擠榨一些汁液在體表敏感處，如肘部與腋下間的前上臂，如有不適，起疹或腫脹，應立即扔掉。

◎嘗：

若以上步驟進行完畢後無任何不適症，則進行以下步驟，每一個步驟之間相互間隔不少於5秒。

每次嘗試取少量植物飲料。

——觸動唇部

——觸動口角

——舌尖舔嘗

——舌根舔嘗

——咀嚼少量

若有任何不適，如喉嚨痛癢、強烈的灼傷感，刺激性疼痛應立即扔掉，切勿再作進一步試驗。

◎吞：

吞嚥少量植物，耐心等待5小時，其間不得飲食其他任何食物。

◎食：

若無口部痛癢、不停打嗝、惡心、發虛、胃痛、下腹絞痛以及其他任何不適症狀，則可認為該植物是可食用的。

3.食物定量

●所有食物必須分作三等份，在預計的營救日前一半時間動用其中的三分之

二。

●應急食品，不易腐爛的食品應最後動用。

●體力許可時應儘量採集野生食品。

●避免過度勞累使體能下降。

●進食應有規律，即使水和食物已很少。

●應急食品中所含的碳水化合物越高越好。

●儘量減少進餐數，每日二餐即可。

九、求救信號

獲得援救的首要前提是，使他人知道你的處境，告知別人你的位置，並努力取得聯繫。國際通用的求救信號，英文字母「SOS」（SAVE OUR SOUL）是最為人熟知的，信號可以直接在地上寫出，也可透過無線電、燈光、聲響等方式發出。

1.可用資源

◎飛機殘骸

墜機後我們可以找到很多有用的信號源，如燃油、輪胎及一些可燃或絕緣材料，燃燒它們形成大火或濃煙。還可以利用飛機的玻璃、整流罩、救生衣、滑梯等有反光作用或色彩鮮艷的物品堆放在我們周圍，以引起別人的注意。

◎天然材料

乾的樹枝、樹皮、樹葉，都是很好的燃料，而濕的材料，燃燒時會形成濃煙。

◎信號機

機載的信號機,在陸地和海上都可使用,是發布無線電求救信號的最佳選擇。

◎手電筒

可用於發布燈光信號,如SOS的摩斯電碼(三短、三長、三短)。

◎哨子

聲響信號的理想手段,在求援時除通行的SOS信號外,還可用一分鐘發出6次哨音(也包括揮舞6次,或6次閃光)間歇一分鐘,再重複的方式。

◎漂流瓶

在海上釋放漂流瓶可能太富想像力,但是在小溪中施放一個刻有SOS求救字樣的漂流瓶、或木塊等,或許還是一種引人注目的方法。

2.信號方式

(1)火光信號

燃放三堆大火,並擺成三角形是國際通行的方式,若材料不足,也可只點一堆火。為防火勢蔓延,火堆附近應圍小牆。

若附近有河流,也可紮三個小木筏,將火種放在上面,並在兩岸固定,沿水流方向擺成箭頭狀。

(2)濃煙信號

濃煙是很好的定位方式,濃煙升空後會與周圍環境形成反差,易受人注目。

在火堆上添加綠草、綠葉、苔蘚，蕨類植物或任何其他濕的物品，都可形成亮色濃煙，這種方式適用於叢林。

在火堆上添加汽油與橡膠會形成黑色濃煙，這種方式適用於雪地或沙漠。

（3）地對空目視信號

信號至少須長2.5公尺（8英呎），並須盡可能使之醒目。

註：a.信號可由任何東西做成，如用布帶條、降落傘材料、木片、石塊之類，表面用機油塗刷或加以踩踏，以使醒目。

b.可用其他方法，例如無線電、火光、煙或反光等，以引起對上述信號的注意。

供倖存人員用的地對空目視信號。（如表9-6）

表9-6 供倖存人員用的地對空目視信號表

編號	意義	訊號
1	需要援助	V
2	需要醫藥援助	X
3	不是或否定	N
4	是或肯定	Y
5	向此方向前進	↑

（4）空對地信號

航空器使用下列信號，表示已明白地面信號：

◎晝間：搖擺機翼；

◎夜間：開關著陸燈兩次，如無此設備，則開關航行燈兩次。

如無上述信號，則表示不明白地面信號。

（5）摩斯電碼

摩斯電碼是一種通用的國際代碼。每個字母間應有短暫停頓，每個詞組間應有明顯停頓。具體見表9-7。

表9-7 摩斯電碼表

A　·—	M　——	Y　—·——	
B　—···	N　—·	Z　——··	
C　—·—·	O　———	1　·————	
D　—··	P　·——·	2　··———	
E　·	Q　——·—	3　···——	
F　··—·	R　·—·	4　····—	
G　——·	S　···	5　·····	
H　····	T　—	6　—····	
I　··	U　··—	7　——···	
J　·———	V　···—	8　———··	
K　—·—	W　·——	9　————·	
L　·—··	X　—··—	0　—————	

發送信號

AAAA *·····呼叫訊號，我有一個訊息。

AAA *句子結束，下面還有更多。

Pause 單詞結束，下面還有更多。

EEEEE *·····錯誤，從最後一個正確的單詞開始。

A R訊號結束。

接收訊號

TTTT *·····我正在接收。

K 我已做好準備，請發出訊息。

T 單詞已收到。

LMI *重複訊號，我不能理解。

R 訊息已收到。

*代表按單詞傳送，不要停頓

有用的單詞

SOS（求救）· · · — — — · · ·

SEND（送出）· · · | · | — · | — · ·

DOCTOR（醫生）— · · | — — — | — · — · | — | — — — | · — ·

HELP（幫助）· · · · | · | · — · · | · — — ·

INJURY（受傷）· · | — · — · | · — — — | · · — | · — · | — · — —

TRAPPEN(發射)　— | · — · | · — | · — — · | · — — · | · | — ·

LOST（迷失）· — · · | — — — | · · · | —

WATER（水）· — — | · — | — | · | · — ·

（6）身體語言

以下一系列信號空中救援人員都能理解，可以據此向他們發出信號。注意從身

前到兩側的位置改變、腿與身體姿勢的運用、手部的動作。手上持一塊布條對
Yes（是）或No（否）加以強調。做這些動作時，要求十分清晰，且幅度儘量大。
具體見圖9-16。

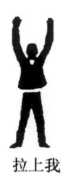
拉上我

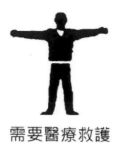
需要醫療救護

在這裡著陸

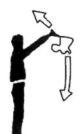
是

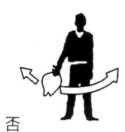
否

一切很好

可立刻行動

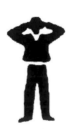
有無線電

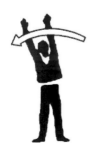
不能在這裡著陸

需要藥品

可以降落

圖9-16 身體語言信號

（7）訊息信號

當離開失事地點或營地時，應留下一些信號物。

製作一些大型的箭頭型信號，表明自己的前進方向，且使這些信號在空中也能一目瞭然。再製作其他一些方向指示標，使地面搜尋人員可以理解。

地面信號物使營救者能瞭解你的位置或者過去的位置，方向指示標有助於他們尋找你的行動路徑。一路上要不斷留下指示標，這樣做不僅可以讓救援人員追尋而至，在自己希望返回時，也不致迷路——如果迷失了方向，找不著想走的路線，指示標就可以成為一個嚮導。

方向指示器包括。（如圖9-17）：

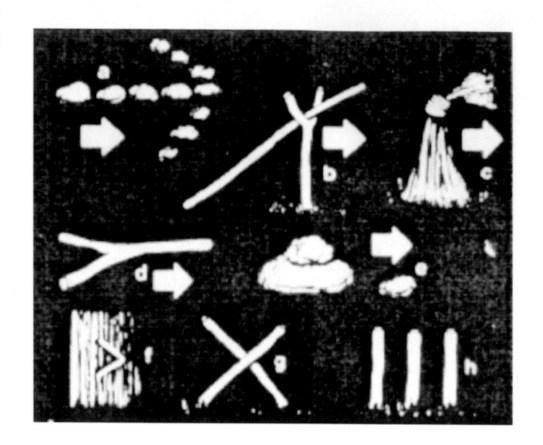

圖9-17 方向指示器

（a）將岩石或碎石片擺成箭形；

（b）將棍棒支撐在樹杈間，頂部指著行動的方向；

（c）在一卷草束的中上部繫上一結，使其頂端彎曲指示行動方向；

（d）在地上放置一根分叉的樹枝，用分叉點指向行動方向；

（e）用小石塊疊成一個大石堆，在邊上再放一小石塊指向行動方向；

（f）用一個深刻於樹幹的箭頭形凹槽表示行動方向；

（g）兩根交叉的木棒或石頭意味著此路不通；

（h）用三塊岩石、木棒或灌木叢傳達的信號含義明顯，表示危險或緊急。

3.使用繩索

日常生活中常使用繩索作繫扎與固定之用，在求生過程中使用繩索來進行攀爬與救援，可以幫助克服各種複雜地形，以下介紹三種救援中實用的繩索方法，空服員應學會並牢記正確的操作與使用方法。不正確的繫扣方法，有時會引致危險的發生。

（1）單套環。（如圖9-18）

此環製作快速，承受力強，可用於各種需繩環固定的場合。

◎用一根帶子活端製作一個反手結。

◎將帶子的另一活端沿反手結的運動軌跡的相反方向穿越此結。

◎活端應該恰好在結內，這樣，拉緊時活端就不會滑落。

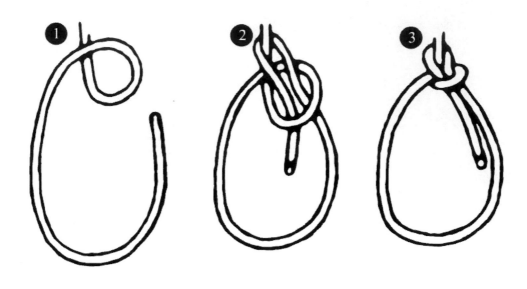

圖9-18 單套環結法

（2）環中環。（如圖9-19）

此環用於支撐或拉出縫隙或其他難以爬出的地方的遇險者，用其中一環繞過臀部，另一環繞過上體即可，也可將兩腿放入環中，手抓牽引繩索。

◎將雙股繩索彎曲成一環，將活端穿過此環。

◎將活端向下，然後套過雙層環，輕輕移至固定部分後面，拉動大的雙層環，使其變緊。

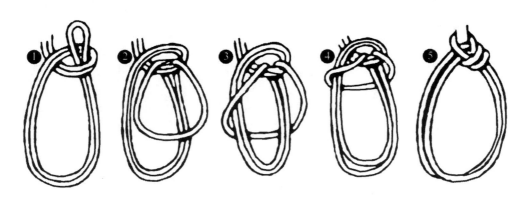

圖9-19 環中環結法

（3）繩梯結。（如圖9-20）

◎此結用於光滑繩索上，按一定間隔連續打出多個反手結以利於使用繩索進行攀爬。

繩索的末端留出一截合理的長繩，在一根短樹枝或圓木末端用繩索打一個半結。

◎沿著圓木連續製作一些鬆弛的半結。

◎將留出的繩端向後依次穿過所有的環，然後將所有的環滑下圓木末端。

◎將每個繩結依次穿過半結，另一端固定，繫緊每個結。

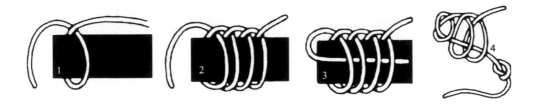

圖9-20 繩梯結結法

4.辨別方向

在求生過程中我們需正確辨別方向以便我們能儘早脫離危險之境，以下介紹幾種實用的辨別方向的方法。

（1）影鐘法

無論身處南半球還是北半球都可用樹影移動來確定，北半球樹影以順時針移動，南半球樹影以逆時針移動。

◎影鐘法（1）

在一塊平地上，豎直放置1 公尺長的垂直樹幹。註明樹影所在位置，頂端用石塊或樹棍標出。15分鐘後，再標記出樹幹頂端在地面上新的投影位置。兩點間的連線會給出東西方向——首先標出的是西。南北方向與連線垂直。這種方法適用於經緯度地區，一天中的任何時間，只是必須有陽光，用它可以檢測你移動的方向。

◎影鐘法（2）

如果你有時間，還可以用另一種更精確的方法——標出第一個樹影頂點，以樹幹所落點為圓心，樹影長的半徑作弧，隨著午時的來臨，樹影會逐漸縮短移動，到了下午，樹影又會逐漸變長，標記出樹影頂點與弧點的交點，弧上這兩點間的連線會為你提供準確的東西方向——早晨樹影頂點為西。（圖9-21）

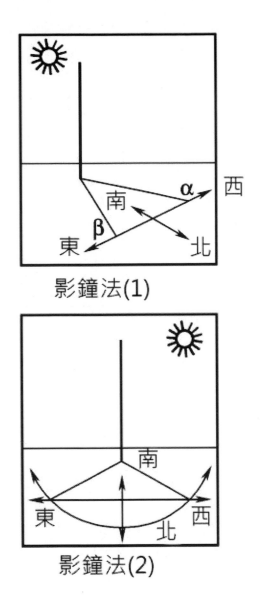

圖9-21 影鐘法定方向

（2）手錶法

傳統的手錶有時鐘和分鐘，可用來確定方向，前提是它表示的是確切的當地時

間（沒有經過夏時制調整，也不適統一的跨時區標準時間）。越遠離赤道地區，這種方法會越可靠，因為如果陽光幾乎是直射的話，很難精確確認方向。（圖9-22）

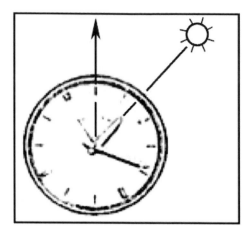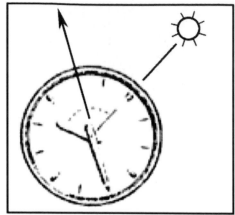

圖9-22 手錶法定方向

◎北半球

將表水平放置，時針指向太陽，時針與12點刻度之間的夾角平分線指明南北方向。

◎南半球

將表水平放置，將12點刻度指向太陽。12點刻度與時針指向間的夾角平分線指明南北方向。

（3）簡易指南針

一截鐵絲（縫衣針即可）反覆同一方向與絲綢摩擦，會產生磁性，懸掛起來可以指示北極。磁性不會很強，隔段時間需要重新摩擦，增強磁性。

如果你有一塊磁石，會比用絲綢更有效——注意沿同一方向將鐵針不斷與磁石

摩擦。

　　用一根繩子將磁針懸掛起來，以便不影響平衡。但不要用有紐結絞纏的繩線。
（圖9-23）

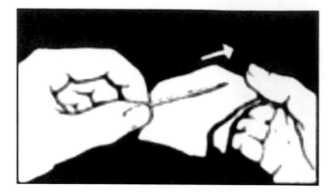

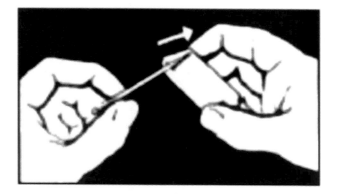

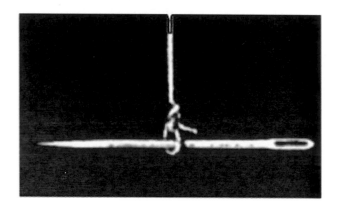

圖9-23 簡易指南針

本章小結

本章主要介紹飛機空中飛行過程中出現意外後的一系列急救方法。本章的學習重點應放在具體實踐技能的掌握上,應重點掌握迫降前的座艙長廣播內容;掌握防衝擊姿勢;掌握緊急情況下安全帶與救生衣的使用;掌握幾種野外求救的具體方法;掌握一些相關的野外生存技能。

本章內容的學習,對於飛行人員一旦發生空難,積極開展急救,最大限度地減少人員傷亡,有積極的作用。

思考與練習

1.發生空中意外後,空服員應採取哪些應急措施?

2.飛行器失事後求生的基本原則是什麼?維持機上乘員生命的要素又有哪些?

3.熱帶叢林、沙漠、海上和寒區的求生技能有哪些?

第十章 航空飛行中的乘客常見病症處理案例

導讀

本章介紹了多個在以往的航空飛行中乘客常見病症的成功處理案例。

學習目標

透過本章的學習,應瞭解和掌握以下主要內容:

知識目標

重點放在案例的分析、借鑑和總結上。

技能目標

掌握各案例的具體處理方法和手段。

案例一 支氣管哮喘患者如何乘機

一、事件經過

2002年8月12日，一位72歲的武漢籍臺灣老人在返回臺灣途中，乘坐由武漢飛往深圳的飛機。在飛機起飛後不久，突然哮喘發作，出現呼吸困難等症狀，飛機不得不返航，對患者進行搶救。那麼，支氣管哮喘患者應該如何乘機呢？

支氣管哮喘是指支氣管在高反應狀態下，由於致敏源或其他因素引起的氣道廣泛狹窄的疾病。實驗證明，乘坐飛機時所發生的氣壓、氣溫、濕度、空氣離子等環境因素的改變，可以激發哮喘的發作。

實驗證明，患者的體質因素是決定其是否能夠乘坐飛機的關鍵。航醫們認為，哮喘頻繁反覆發作，伴有嚴重的肺部感染、心臟疾病、貧血等疾病，或者患有其他嚴重疾病、生命不穩定時，是不適合選擇航空旅行的。

二、支氣管哮喘患者乘機注意事項

為了安全愉快的旅行，哮喘患者在乘機旅行前最好將身體調整到非常健康的狀態，選擇在健康允許時開始航空旅行，最好進行一定時間的脫敏治療，包括針對氣壓、氣溫、濕度、空氣離子等環境因素改變的適宜性訓練，並多進行一些戶外鍛鍊，這些都是十分有必要的。在乘機前應該避免接觸過敏源，如花粉、塵埃等物質的接觸和魚、蝦、蟹等的攝入，避免肺部、呼吸道感染性疾病的發生，還可以在醫生指導下服用一些過敏活性物質阻釋劑，如酮替芬、色甘酸鈉、曲尼司特等藥物。隨身攜帶一些可以及時有效控制哮喘急性發作的藥物，如舒喘靈、博利康尼、氨喘素、施立穩等藥物（最好選用吸入氣霧劑等使用方便、快速起效的劑型）是十分有必要的，要熟練掌握藥物的使用方法和劑量，注意將它們放在隨手可取的位置。另

外，還要備用一些抗生素、激素等哮喘輔助治療的藥物。

在乘機時，要注意仔細聽取氧氣面罩的使用方法。在飛機起飛和降落時，應該端正坐姿，保持深呼吸，使肺部供氧充分。在空中，應該多飲水，保持身體水分（機艙內氣壓較低，空氣相對乾燥），必要時，可以用濕毛巾擦臉。在空中，如果感覺身體不適，應該提高注意力保持警惕，將藥物拿到手中，以便及時使用。如果出現胸悶、咳嗽、呼氣性呼吸困難等哮喘急性發作等症狀，應該立即使用控制哮喘急性發作的藥物，並保持深呼吸，並向機組人員申請吸氧，並及時報告空服員病情，以獲取他們的幫助，必要時機組會採取緊急措施。

三、具體處理方法

呼吸系統疾病是大眾熟悉的病種之一，諸如感冒，咳嗽，支氣管炎，支氣管哮喘等多為常見病和多發病，呼吸系統疾病發生在人體呼吸道（包括咽喉、氣管、支氣管和肺部），以咳、痰、喘、炎為其共同的特點，而炎症則是疾病的起因，咳、痰、喘是繼發的症狀。

（一）症狀

呼吸費力，經常有遲緩的喘息和吸氣聲、伴有咳痰或咳血。

（二）急救

（1）詢問病史，通常從病人過去的病史中瞭解症狀以確定屬哪種疾病。

（2）用現成專用藥物幫助病人。

（3）保持呼吸通暢。

（4）可以供氧，並且有必要長時間連續供氧。

（5）廣播找醫生。

（6）注意觀察生命跡象。

四、支氣管哮喘急性發作

（一）病因

可詢問病史，患者多有反覆發作史或致敏源接觸史。

化學纖維的滌綸、維棉、腈綸、鴨絨滑雪衫或動物毛皮製成的衣服都會引起哮喘，毛毯或地毯有可能也是致病原因。

（二）主要臨床表現：

1.呼吸困難

出現胸悶、胸部緊迫甚至窒息感，胸部似被重石所壓，10～15分鐘後發生以呼氣困難為主的呼吸困難，並帶有哮鳴音，病人被迫端坐，不能平臥，頭向前俯，兩肩聳起，兩手撐膝，用力喘氣，發作可持續幾十分鐘到數小時，自行或治療後緩解。

2.咳嗽、咯痰

於先兆期因支氣管黏膜過敏而引起咳嗽。一般為乾性無痰咳嗽，程度不等，至發作期咳嗽減輕，以喘息為主。待發作接近尾聲時，支氣管痙攣及黏膜水腫減輕，大量分泌物得以排出，而咳嗽、咯痰症狀加重，咯出較多稀薄痰液或黏液性痰栓。若合併感染時，可咳出膿性痰，少數病人以咳嗽為唯一的表現。

3.其他

支氣管哮喘發作較嚴重、時間較久者，可能會胸痛，部分病人也可能有嘔吐甚至大小便失禁情況。當呈重度持續發作時，有頭痛、頭昏、焦慮和病態行為，以及神志模糊、嗜睡和昏迷等精神精神官能症狀，若合併感染，則可能有發熱症狀，發

作過後多有疲乏、無力等全身症狀。

（三）急救處理原則

（1）吸入濕化氧氣，以糾正缺氧，使痰液變稀薄。

（2）如用氣霧劑則起效較快，按壓氣霧器閥門2次吸入，往往在吸入後2～5分鐘內即可造成平喘效果，手控和吸入同步進行。

（3）廣播找醫生，如呼吸困難，可進行氣管託管或切開術。

（4）適當休息，消除緊張恐懼心理。

（5）可針刺穴位，刺定喘、膻中、內關、神門等。

（6）如出現呼吸停止，應立即進行人工呼吸。

‖ 案例二 郵寄「寶貝」，謹防「航空性中耳炎」

一、事件經過

小浩感冒了，但粗心的爸爸媽媽並沒有及時發現。太過匆忙的他們仍把他送上了6月15日的3138航班，讓他獨自回武漢。他在飛機上雖然得到了空服阿姨的悉心照料，但她們也未能發現他已感冒。就在飛機快到達武漢，下降高度時，小浩突感劇烈耳痛、耳鳴，並出現眩暈。機組人員一邊對小浩採取一些護理措施，一邊延緩降低速度，並與機場急救中心聯繫。小浩怎麼啦？原來他中耳受到了氣壓損傷，俗稱「航空性中耳炎」。

二、病發原因

鼓室是一個密閉的氣腔，藉咽鼓管通向鼻咽部，與外界相通，而咽鼓管由近鼓室的骨性段和近鼻咽的軟骨膜性段構成。軟骨膜性段組織結構柔軟，平靜時中央管

腔塌陷，並不開通，做吞嚥、哈欠等主動張顎運動時才能開啟，使外界與鼓室內氣體獲得交流，達到平衡。在飛行中，當飛機上升時，外界氣壓減低，鼓室內形成正壓，正壓增加到一定程度時咽鼓管被迫張開，氣體向鼻咽部逸出，取得相對壓力平衡。飛機下降時，外界壓力逐漸增加，鼓室內形成負壓，負壓增加到一定程度，如咽鼓管仍不能及時開放，鼓室內外壓力差大，就可導致中耳氣壓損傷。

一旦出現中耳氣壓損傷，由於鼓室內負壓引起鼓膜內陷、充血，鼓室內血管擴張，黏膜腫脹，漿液或血液積聚，將產生劇烈耳痛，伴有聽力障礙或耳鳴，嚴重時可導致鼓膜破裂或眩暈，甚至失聽。

造成咽鼓管不能及時開放的原因，一是本人不會做咽鼓管開啟的動作；二是未能及時預防；三是有某些疾病因素，如上呼吸道感染、鼻腔的變態反應及其他慢性炎症等（小浩就是因為感冒）。因此，乘機前應注意身體的健康狀況，掌握一些有效的開啟咽鼓管的方法。

迫使咽鼓管及時開啟有很多方法。傳統的Valsalva通氣法亦即捏鼻鼓氣法已經過時，因如果掌握得不好，可造成進入鼓室的壓力過猛，造成壓力性眩暈；如一次憋氣時間過長，可因胸腔壓力過高，心肺循環障礙，心律失常，出現低血壓或暫時性缺氧症而有發生暈厥的危險。最好採用吞嚥或捏鼻吞嚥法、抬舌迫使軟顎運動法、下頜運動法等。

中耳氣壓損傷的治療是進行咽鼓管通氣，使其開放，平衡氣壓。先在鼻腔局部噴入抗充血劑，如1%麻黃素，然後進行咽鼓管吹張法。一旦鼓室內外氣壓平衡，症狀就緩解。若鼓膜破裂，可先用酒精消毒外耳道，再用無菌棉擦拭淨耳道內血液，用棉球堵塞外耳道，讓裂孔自然癒合。若患者伴有上呼吸道炎症，應加用抗生素防止中耳感染。

在乘機前最好能檢查一下身體，若患有上呼吸道感染等疾病，最好能進行治療後登機。

現代生活講究節奏與效率，做父母的最好能花一點時間在孩子身上，在郵寄

「寶貝」的時候，勿忘孩子的健康，謹防「航空性中耳炎」。

三、處理原則

1.旅客調節鼓膜內外壓力平衡做吞嚥動作，促使耳咽管主動通氣，以調節鼓膜內外的壓力平衡。當飛機在飛行中，尤其在下降之時，每當耳有脹滿感或聽力稍受影響時，及時做吞嚥口水，或作捏鼻閉口吹張（鼓腮），或嚼糖果（泡泡糖、口香糖），或喝些飲料，這樣可使耳咽管口短暫地開啟，使中耳腔內的壓力與外界氣壓保持相對平衡，從而可預防航空性中耳炎的發生。

2.航空性中耳炎應積極治療可用1%～2%麻黃素或1%快麻液點鼻，使耳咽管管口黏膜血管收縮，管口開放；然後作耳咽管吹張通氣治療（耳鼻喉科有此設備），以促使中耳腔內與外界氣壓恢復平衡；還須應用抗生素（如吡 酸每次0.5克，每日3～4次口服）、激素（如強的松5～10毫克，每日3次口服）等治療。

案例三 先天性心臟病患者如何乘機

一、病發原因

我們知道，先天性心臟病患者由於心臟結構的先天性畸形、異常，其心臟血流、心肌血供、氧供狀態心功能都發生了一定程度的異常，其心功能和耐缺氧、血流變化等方面的能力也較常人有所不同，而在乘機的過程中受氣壓、重力變化、空氣濕度、噪音、氣流顛簸等因素的影響，以及狹小空間、長時間的活動受限等因素的影響，其健康和生命安全將面臨一定程度的影響。因此在乘機的決策上還是要有所保留，在乘機時還應該注意許多方面的健康問題。

先天性心臟病患者能否乘機關鍵取決於其心血管畸形的狀況，以及患者全身的健康狀況。航醫們認為，有右至左分流和複合畸形的患者、出現非常嚴重的紫紺患者（法洛氏四重症除外）、併發心力衰竭和嚴重的心內膜感染患者、並發嚴重的肺部感染患者、以及由於肺動脈高壓而發生了左至右分流逆轉的患者，都不適於選擇航空旅行。

二、先天性心臟病患者乘機注意事項

值得注意的是，由於先天性心臟病患者痊癒的唯一途徑就是選擇手術治療，因此患者為了異地手術治療而進行的航空轉運就成為一個不得不注意的問題。從嚴格意義上來說，如果出現上述症狀和跡象，同樣也不適合進行一般的航空轉運，而應該採取嚴密醫學監護下的密閉艙飛機或者使用加壓嬰兒艙進行航空轉運。

對於一般的先天性心臟病患者，在乘機旅行時，還應該對健康有所關注。如果出現心率失常、呼吸道感染等症狀，以及出現心力衰竭、呼吸困難等跡象，就應該將旅行延遲，待病情得到緩解和控制後再繼續旅行。

先天性心臟病患者在乘機前，還應該對健康作出科學的評估，最好向醫生進行有關諮詢。在乘機前應為旅途做好充分準備，包括準備充足的藥物、保持充足的睡眠和良好的精神狀況、避免呼吸道感染等。如果健康狀況不甚理想，就應該考慮中止旅行。患者在行李中應根據醫生的指導攜帶好氧氣。在候機時注意選擇環境安靜、空氣流動的位置，如果有機會和條件可以適當吸氧。在登機前可以在醫生指導下選擇性服用強心　類藥物（嚴格控制藥物的劑量）、抗暈機藥物或鎮靜安神藥物。在座位的選擇上應多考慮飛機的前排。在飛機上要注意適當多飲水，保持身體水分，注意少飲用含氣飲料以及咖啡等興奮性飲料。注意一定要維持呼吸道的通暢。如果出現心慌、胸悶、呼吸困難等症狀，要立即服用應急藥物，使用備用氧氣，另一方面及時向機組人員報告，請求援助，必要時機組人員會採取緊急措施。

三、具體處理方法

（一）心絞痛

1.病因

多見於40歲以上的男性，勞累、情緒激動、飽食、受寒、陰雨天氣、急性循環衰竭為常見的誘因，除冠狀動脈粥樣硬化外，本病還可由於主動脈瓣狹窄可關閉不全、心肌炎、冠狀動脈畸形等引起。

2.主要臨床表現

典型發作的心絞痛，是突然發作的胸骨後有緊悶感和壓榨感，放射至左肩臂，可達無名指、小指，常伴有窒息感。每次歷時約數分鐘（很少超過15分鐘）。疼痛劇烈時，大汗淋漓，臉色青紫，情緒緊張，表現出焦慮面容。

3.急救

（1）用現成專用的藥物幫助病人（舌下含服硝酸甘油或麝香保心丸，吸入亞硝酸異戊酯等）。

（2）就地安靜休息、放鬆緊身衣物。

（3）吸氧。

（4）禁食。

（5）在不過熱的情況下保暖。

（6）觀察重要症狀（迅速發現症狀是讓病人獲得生存機會的重要因素，因為心臟病發作可能會導致心臟停止跳動）。

（7）為休克病人急救。

（8）可服鎮靜劑如安定、消心痛等。

（二）心肌梗塞

1.病因

管腔內血栓、動脈粥樣硬化，休克、脫水、出血、重體力勞動、情緒過分激動等引起。

2.主要臨床表現

突然發作的胸骨後或心前區劇痛，並向左臂放射，疼痛持續30分鐘以上，大汗淋漓、惡心、嘔吐、腹脹、面色蒼白或發紺、脈搏弱而快、血壓下降、呼吸困難，經休息或舌下含服硝酸甘油片無效，表現為煩躁不安，痛苦面容。

3.一般處理原則

（1）急性心肌梗塞的就地搶救在治療中占重要地位。

（2）保持絕對安靜，平臥、禁止搬運。

（3）立即吸氧並吸入亞硝酸異戊酯一支，並給鎮靜、止痛藥。

（4）廣播請乘客中的醫師參加搶救工作，並立即通知到達站做好急救工作。

（5）如呼吸、心跳停止則應迅速採取心肺復甦術。

‖ 案例四 糖尿病患者如何乘機

一、事件經過

2002年4月22日傍晚，一名由昆明飛回武漢的旅客，剛下飛機就一頭栽倒在候機樓門口，陷入昏迷狀態。由於其身邊沒有陪護人員，給救護工作帶來非常大的困難，在醫護人員的努力下，終於明確診斷其為病死率十分高（40%～70%的死亡率）的「糖尿病高滲性昏迷」，經過多番搶救，患者才脫離危險。這是怎麼回事呢？

原來，該患者僅僅平常喜歡多飲多尿，並沒有發現自己患有糖尿病，她在乘機前幾天一直持續性腹瀉，在飛機上又發生劇烈嘔吐，從而導致身體嚴重脫水。我們知道，在飛機起飛和降落以及氣流導致的飛機顛簸時，人體會出現一定程度的重力和加速度作用的變化：實驗證明，在加速度作用下，血糖濃度升高，糖原含量降

低。動物試驗證明，在高空氣壓降低缺氧時，糖的異生作用增強，血糖升高。患者在以上多因素的作用下，血糖較正常高出近5倍，從而出現高滲性昏迷，差點出現生命意外。

因此，作為糖尿病患者，在選擇航空旅行時一定要有所注意。

二、發病原因

如果你在生活中同該名患者一樣，出現多飲、多食、多尿等症狀，一定要懷疑糖尿病的可能，要及時去就診，及時檢測血糖，採取相應的治療措施。

另外，對於糖尿病患者來說，尤其是較嚴重的糖尿病患者，其血管活性可能或者已經產生了嚴重的缺陷，如果身體長時間侷限在狹小空間內和乾燥環境中，並缺乏活動，則體內微血栓形成的可能性就大大增加，即發生「經濟艙綜合症」的可能性就大大增加，一定要引起注意。

如果你是一名糖尿病患者，在選擇航空旅行時，一定要對自己的健康有一個科學的評價和估計。如果血糖沒有得到良好的控制，血糖水平時高時低，或者持續處於較高水平，最好暫時取消飛行。同時，如果近期出現了酮症酸中毒、高滲性昏迷等急性併發症，或者併發冠心病、心肌病、惡性高血壓、心臟植物神經病變、腎衰竭、甲亢以及神經病變等併發症，或者近期出現了心腦血管意外、血栓形成、血黏度較高等疾病，以及處於手術恢復期，都要取得醫師的同意後方能安全乘機。

作為糖尿病患者，在乘機前最好檢測一下自己的血糖水平和血液黏度，攜帶好檢測試紙和降糖藥物，熟練掌握檢測血糖和降糖藥物的使用方法，適時使用胰島素等降糖藥物，使血糖保持在正常的水平，避免出現意外。注意在使用降糖藥物時可以適當增加藥物劑量，將血糖水平降到較平常稍低的水平，以預防可能出現的血糖升高。在乘機前最好將身體調整到健康良好的狀態，休息充分，保持旺盛的精力和體力。一定要注意保持飲用充分的水，避免機體缺水。在登機前可適當服用抗暈止吐藥物，避免暈機症的發生。在機上，也要適當飲水，尤其是在長時間乘機時，避免因機艙內乾燥的空氣環境和較低的氣壓造成的脫水。在旅行過程中，要注意合理

膳食，在機上可以適當減少進食，避免血糖異常波動。在做長時間旅行的過程中，也不要忘記檢測血糖水平和應用降糖藥物，合理控制血糖水平。

在飛機上還要注意多活動腿部，適當對腿部進行按摩，在機艙內適當走動，避免因為循環障礙所導致的微血栓形成，還要注意在起立時將動作放慢一些，避免出現「經濟艙綜合症」。

三、具體處理方法

（一）低血糖反應

為胰島素使用不當所致，胰島素過量、注射胰島素後未及時進餐或進行較劇烈的體力活動（肌肉攝取葡萄糖增加）時，易發生低血糖反應甚至休克。

1.症狀

低血糖反應的早期症狀為無力、飢餓、眼花、出冷汗、皮膚蒼白、心悸、興奮、手抖、神經過敏、頭痛、顫抖等類似交感神經興奮的症狀；進一步發展為憂鬱、注意力不集中、嗜睡、缺乏判斷和自制力、健忘、也可有偏癱、共濟失調、心動過速、複視、感覺異常，嚴重者可驚厥和昏迷。

2.處理

（1）為預防低血糖反應，一般患者會在每餐餐前半小時皮下注射胰島素，如患者是在機上注射的，注射後空服員要注意觀察。

（2）一旦出現低血糖反應須及時處理，首先使病人平臥、給氧。

（3）及時廣播找醫生，靜脈注射50%的葡萄糖40～60ml或給予高糖飲料。

（二）糖尿病急性發作——糖尿病昏迷

糖尿病昏迷可有高滲性非酮症性昏迷和糖尿病酮症酸中毒昏迷等，在最初空服員很難進行鑑別，但一旦出現以下這些症狀就要引起注意，如得不到及時治療，可引起昏迷、休克、甚至死亡。

1.症狀

（1）嚴重高血糖，尿糖強陽性。糖尿病症狀明顯加重，煩渴、多飲、多尿、乏力加重。

（2）嚴重脫水或休克。

（3）如神經系統呈進行性神志障礙，可表現為嗜睡、反應遲鈍、定向障礙，以致昏迷；肢體活動不利，反射亢進或消失時，可懷疑高滲性非酮症性昏迷。

（4）如出現厭食、嘔吐、煩躁不安、口唇乾裂、呼吸深大、血壓下降、有爛蘋果味，個別病人還出現腹痛時，可懷疑糖尿病酮症酸中毒。

2.急救處理

（1）糾正脫水，神志清楚者可儘量飲水，並記錄飲水量、進食量、尿量、嘔吐量等。

（2）神志不清的患者，應將頭部偏向一側，以免嘔吐造成窒息。

（3）因急救條件限制，如無把握，不可貿然給予胰島素注射。

（4）廣播找醫生。

（5）可吸氧。

（6）嚴密監控患者的神志、呼吸、心率、血壓及周圍循環等病情變化。

（7）盡快通知機組尋求醫療救護。

案例五 心臟病患者如何乘機

一、事件經過

2001年3月13日，一位心臟病患者雖覺不適，仍然登上了由海口飛往北京的飛機，造成了在飛機上猝死的意外結局，讓人嘆息。那麼，普通患有冠心病的旅客應該如何選擇乘坐民航班機呢？

二、發病原因

實驗證明，心肌血供、氧供狀態與重力負荷、氣壓狀況呈現一定的相關性。我們知道，在乘機時，重力負荷、氣壓狀況都會出現一定程度的波動。在飛機起飛時，由於超重負荷的影響，血液向身體下部流動，心臟負荷加重，從而加重了患者心肌的缺血、缺氧狀況，加上飛行過程中氣壓、氣流變化的影響，從而使心絞痛、心肌梗死的發生率大為增加。因此，能否乘機取決於患者的冠脈梗阻狀況、心肌側支供血狀況以及其他因素。

三、處理原則

（1）用現成專用的藥物幫助病人（舌下含服硝酸甘油或麝香保心丸，吸入亞硝酸異戊酯等）。

（2）就地安靜休息、放鬆緊身衣物。

（3）吸氧。

（4）禁食。

（5）在不過熱的情況下保暖。

（6）觀察重要生命跡象（迅速發現症狀是讓病人獲得生存機會的重要因素，因為心臟病發作可能會導致心臟停止跳動）。

（7）為休克病人急救。

（8）可服鎮靜劑如安定、消心痛等。

‖ 案例六 醉酒乘客的航空處理方法

一、事件經過

2005年6月5日乘坐某航班前往烏魯木齊的旅客由於在登機前大量飲酒，登機也未被發現，飛行一段時間後，該旅客發生講話含糊、協調功能下降、惡心、嘔吐等現象，後發展至皮膚濕冷、口唇微紫、昏迷現象。這是較常見的急性酒精中毒現象。

二、處理原則

（1）不允許再喝酒，輕症不需要治療，但要注意保暖，讓其休息。

（2）提防嘔吐或抽搐，嘔吐時防止異物誤入呼吸道。

（3）可提供無酒精的飲料，建議不要進食含咖啡因飲料或食品。

（4）鼓勵進食，特別是高蛋白食品如花生仁等。

（5）鼓勵睡覺。

（6）觀察重要體徵。

‖ 案例七 癲癇症發作的航空處理方法

一、事件經過

2002年9月5日小王安排執行上海前往北京的飛行任務，飛行途中見到後排一位旅客突然尖叫一聲，全身抽搐、口吐白沫、翻白眼，經座艙長判斷為癲癇症發作。

二、主要症狀

癲癇症典型的發作表現是，突然意識喪失，尖叫一聲倒地，全身抽搐、口吐白沫、翻白眼，有時可咬破唇舌，尿失禁，瞳孔散大，發作後可有頭痛。

另外，還有不同原因引起的癲癇小發作，表現形式各異，易被忽視，在空勤人員中應特別引起注意和重視，對懷疑有此病者，應作全面檢查，嚴防空中突然失能的發生。

三、處理原則

（1）迅速取下患者身上尖銳物品。

（2）在現場周圍鋪放一些柔軟的織物，防止患者發生外傷。

（3）迅速在患者口中塞上一些軟的物品，以防咬傷口唇及舌部。

（4）可給予患者鎮靜、止痛藥。

案例八 暈厥病患者的航空處理方法

一、事件經過

從上海飛往西安的航班正在登機。空服員發現一位外國老太太頭靠在座椅背上，眼睛呆滯地望著前方。而她身邊的同行者正忙於提放行李，沒有注意到她的異常情況。空服員發現後，趕緊上前詢問，老太太沒有任何反應。此時，老太太已經處於昏迷狀態，不省人事了。空服員迅速扶老太太平躺下來，連續為她做心臟按

摩。同時又迅速告知座艙長、機長。機長當即與機場塔臺聯繫。不久，急救中心醫務人員趕到，使老太太得到及時救治，轉危為安。據醫生説：由於及時發現，正確處置，因而沒有延誤醫治時間。為此，老太太的親屬對我們公司的空服員乃至機組人員的無私幫助，表示由衷的感謝。

二、暈厥病因

暈厥症多數是由於久立不動或久蹲、站立排尿、過度疲勞、劇痛、受驚、恐懼、過度悲傷、出血或血糖過低等情況下發生。

三、臨床表現

如處暈厥前狀態，患者意識尚清楚，可有頭昏，眼花、黑視、惡心、嘔吐、出汗、面色蒼白、四肢無力，脈搏增快和血壓下降。低血糖者可伴有飢餓感，若病情進一步發展，可進入暈厥期，患者意識喪失為主要表現。

四、一般處理原則

（1）立即平臥，頭略放低，墊高下肢，鬆解衣服。保持呼吸道通暢，觀察重要生命跡象。

（2）針刺人中、十宣、百會穴，或用手指掐人中穴。

（3）在前額進行冷敷。

（4）必要時可吸氧或做人工呼吸。

（5）當知覺恢復時，消除病人的疑慮並提供熱飲料。

（6）經上述處理，在一般情況下可慢慢恢復正常。當失去知覺時間延長則立即通知機長，並考慮其他的嚴重情況。

ⅱ

‖ 案例九 患有先天性心臟病嬰兒的航空急救

一、事件經過

2002年11月13日，某航班預計落地時間為21:50。機組報告：機上有一名三個月的嬰兒患有先天性心臟病，並肺部感染，很危險。經商定，機組報告指揮處聯繫救護車。現場調度值班主任接到訊息後，於飛機落地前趕到現場，一見到病兒，發現病情比預料的還嚴重。與此同時，救護中心的車和人員及時趕到，但是沒有搶救設備。現場調度值班主任迅速報告內場聯繫「120」，並組織商務人員配合救護人員工作。為防萬一，他婉言留下救護車及醫護人員，一方面做好搶救工作；另一方面萬一發生不測，有急救中心醫護人員在場便於處理。同時他還組織人員做好第二輛救護車的接應工作。在內、外場的密切配合下，「120」救護車很快趕到現場，迅速將嬰兒送往醫院。

二、急救方法

1.嬰兒的急救

嬰兒每2秒做一次人工呼吸即每分鐘25～30次，可對口鼻同時吹氣，持續的時間稍短為1～1.5秒。對嬰兒進行人工吹氣時，切勿用力過猛，吹氣過度，以免損傷嬰兒肺部。

2.人工呼吸的注意事項

（1）搶救病員時，不能放棄搶救希望，操作不可間斷，直到自動呼吸恢復。除非結合其他表現證明確定不能搶救，方可以停止操作。

（2）注意防止舌根後墜，阻塞咽部，及時托起下頜，解除阻塞，必要時用紗布包住舌頭後牽出。

（3）人工呼吸時，注意勿用力過猛，勿吹氣過度。

3.對嬰兒的急救

嬰兒胸外心臟按壓的位置：想像有一根線穿過胸部，連接兩乳頭，按壓的位置在胸骨上，乳線下一指寬的地方，操作時用兩手指進行，防止用力過度，損害嬰兒內臟，按壓的頻率為每分鐘120～140次，按壓的深度使胸骨下陷1.5～2.5公分。

人工呼吸和胸處心臟按壓的比例為：吹氣1次，按壓5次。這樣操作每20個打循環後，檢查一次，直至能觸及股動脈和頸動脈搏動或瞳孔不散大為止。

案例十　急性腹痛症的航空急救

一、事件過程

2001年2月20日某航班從廣州飛往南京，有位男性旅客一上機就向空服員小許索要止痛片，稱自己肚子疼得厲害。小許關切地詢問旅客：以前有沒有這種情況發生，是不是腹瀉？男旅客說有點想嘔吐，但沒有腹瀉。小許知道急性腹痛症在情況不明時，是不能亂用止痛片的，否則會掩蓋病情，耽誤醫生的診治。考慮到廣州飛往南京的時間不長，有什麼情況等飛機落地也來得及處理。於是，小許就請這位旅客躺下，幫助蓋上毛毯。同時，空服組考慮到旅客病情有可能發生變化，該航班座艙長請求機長呼叫南京祿口機場的救護中心。飛機到達南京後，醫生上飛機對旅客進行了檢查，作了初步診斷，並把病人送往醫院作進一步治療。

二、處理方法

（1）空服員工作責任心強，有主動服務意識。

（2）嚴格執行患病旅客的服務要領，關心旅客，服務做到家。

（3）空服員掌握基礎醫務知識，增加為旅客服務的本領，在特殊情況，冷靜地作出正確處置方法。

案例十一 需要緊急吸氧患者的航空急救

一、事件過程

某航班飛機起飛不久後,空服員發現一名經濟艙旅客滿頭大汗,就為他提供了小毛巾。過了不久,該旅客向空服員表示感到異常胸悶氣喘,因未隨身攜帶藥物,要求吸氧。空服員聽後,馬上將其座椅靠背放至最低位置,並為他送來一杯溫水,同時將情況向座艙長作了匯報。隨後,座艙長來到經濟艙,觀察了該旅客的生命跡象,在得到旅客的肯定回答後,決定給該旅客吸氧,並指派一名空服員照顧該旅客。40分鐘後,該旅客的身體情況明顯好轉。一次空中救護得以圓滿完成。

二、醫用氧氣裝置

儘管醫用氧氣裝置上,標有危險物品的標籤,但在客艙裡它們是可以被接受的。旅客可以付費要求使用醫用氧氣裝置。飛機維修人員會根據需要將供氧組件送上飛機,由(主任)座艙長負責交接工作,並將供氧組件放入衣帽間內。

1.操作

請參照有關活動氧氣瓶的說明。在供氧組件操作中,嚴禁接觸任何油類物品,包括手油。

為確保地面代辦人員或維修人員接機時知道機上醫用氧氣裝置的存放位置,應在客艙維護記錄本中記錄,並向地面代辦人員或維修人員口頭交代。

民航規則禁止由機上旅客接通或切斷醫用氧氣裝置相連的氧氣面罩或鼻腔導管。

2.許可儲藏位置

(1)整個供氧組件箱存放在一個衣帽間內。

（2）單個使用中的氧氣瓶應被安全固定在與該旅客同排的一個相鄰空座位上。

（3）如相鄰座位均被占用，可固定在椅腿上或擔架旁。

3.使用醫用氧氣組件：

（1）出口座位上，或裝置可能妨礙接近或使用任何出口或飛機通道的座位上。

（2）一個靠艙壁的座位，非醫用氧氣裝置被安全地固定在同一排的一個相鄰座位上。

（3）提供傷病旅客氧氣瓶的數量暫定4個，超出該數量不予考慮。

（4）如有必要，氧氣瓶內的氧氣應給病人用完。

‖ 案例十二 過度換氣綜合症患者的航空急救

一、事件經過

某航班由成都飛往上海，在即將下降時，突然有位中年婦女按呼喚鈴稱自己覺得胸悶、呼吸困難、想嘔吐。空服員經過詢問判斷該旅客是暈機了。空服員及時幫助其調整了座位、鬆開緊身衣物、打開通風系統，並用自己帶來的清涼油為她按摩穴位。離落地還有10分鐘的時候，該婦女的症狀開始得到了緩解。空服員擔心她下機後可能會不適應上海的悶熱天氣而再次感到不舒服，於是將冰毛巾裝在清潔袋裡給她帶下飛機以備不時之需。空服員細心周到的服務令旅客感動不已，並表示今後還將繼續搭乘該航的班機。

二、過度換氣綜合症

這類病人多有焦慮及　病性格傾向。發作常與不安、過度緊張、恐懼等情緒因

素有關。

三、症狀

呼吸急促、感覺異常、頭暈、視物模糊、憋氣，嚴重者有意識障礙及周身抽搐。

四、急救

（1）此症一般無需送醫院治療，可讓病人平臥，安靜休息。

（2）透過高聲講話，讓病人有意識地放慢呼吸的速度，再讓病人把氣緩慢呼入到一個密封袋中再緩慢回吸呼出的二氧化碳，改善鹼中毒現象。

（3）吸氧，恢復和改善腦部血氧供應。如果對是換氣過度還是呼吸系統疾病難於確認，則給予氧氣，因為氧氣不會加重病情。

案例十三 休克患者的航空急救

一、事件經過

某航班空服員小姜正在客艙給旅客送餐後飲料，忽然，發現中艙座位上有一位老人雙手握著餐盒低著頭一動不動。小姜憑著多年的服務經驗，看出似乎有問題，她迅速來到旅客面前，輕輕地呼喚了幾聲，老先生一直沒有回音，再細看老人，發現他已無知覺，並且口吐白沫。小姜立即報告座艙長，同時在飛機上實施搶救工作，七分鐘後老人終於甦醒過來，經詢問，老人患有高血壓、心臟病，由於旅途勞累引起心臟不適，導致休克。由於空服員及時發現，全力施救，從而避免了一起嚴重後果的發生。

二、休克病因

多半是由於心壓變化出血過多、創傷、嚴重失水、嚴重心律失常、感染及過敏

引起的。

三、臨床表現

初期，神志尚清、指端和面容蒼白、惡心、嘔吐、出冷汗、脈搏細而快、脈壓差小，中期，即表現為神志淡漠恍惚，皮膚四肢濕冷，口唇、四肢輕度發紺，呼吸深而快，血壓下降。晚期，即昏迷狀態，呼吸急促，脈搏細弱或不能觸及，血壓降低或測不出等。

四、一般處理原則

（1）安靜平臥，頭部放低，墊高下肢（但頭部有外傷時，頭抬高30°同時下肢抬高20°）。

（2）立即吸氧。

（3）針刺人中、內關、湧泉、足三里穴，需強刺激。

（4）廣播請乘客中的醫師參加搶救，密切觀察脈搏、呼吸、血壓的變化。

（5）立即報告地面，做好急救準備。

‖ 案例十四 冠心病患者如何乘機

一、冠心病患者乘機注意事項

隨著人們生活水平的提高，飲食結構的變化，生活節率的改變，冠心病患者呈逐漸增多的趨勢。在航空領域，約有9.4%的飛行事故與冠心病有關。在20世紀90年代以前，受醫療水平的限制，如果飛行員一旦被確診患了冠心病，那麼等待的將是永久性停飛。即使是醫學飛速發展的今天，航醫們也僅僅只讓輕度冠脈狹窄且無症狀的飛行員進行雙機組飛行。2001年3月13日，一位冠心病患者雖覺不適，但仍然登上了由海口飛往北京的飛機，造成了在飛機上猝死的意外結局，讓人嘆息。那

麼，普通患有冠心病的旅客應該如何選擇乘坐民航班機呢？

實驗證明，心肌血供、氧供狀態與重力負荷、氣壓狀況呈現一定的相關性。我們知道，在乘機時，重力負荷、氣壓狀況都會出現一定程度的波動。在飛機起飛時，由於超重負荷的影響，血液向身體下部流動，心臟負荷加重，從而加重了患者心肌的缺血、缺氧狀況，加上飛行過程中氣壓、氣流變化的影響，從而使心絞痛、心肌梗死的發生率大為增加。因此，能否乘機取決於患者的冠脈梗阻狀況、心肌側支供血狀況以及其他因素。

航醫們認為，心絞痛發作期患者，心肌梗塞後一個月以內患者，心血管手術或介入治療及冠脈造影檢查術後恢復期患者，不穩定型心絞痛、頻發心率失常、心肌纖維化患者，以及伴有其他危重疾病的患者，是不適於乘機旅行的。因此，對於欲乘機的冠心病患者，應該徵詢醫師的意見，並得其同意。

掌握正確的自我病情判斷評估是十分必要的。如果在登機前突然發生心前區疼痛不適、心慌、胸悶等心絞痛症狀，甚至出現胸前區疼痛十分劇烈，呈現壓榨性、悶脹性或窒息性疼痛，向周圍放射，出現呼吸困難，甚或有瀕死感等心肌梗塞症狀時，最好取消飛行，立即服用藥品並就醫。

同時，在旅行前，為旅途做好充分準備是十分必要的。首先是瞭解掌握自己心絞痛的發生規律及發作時的治療用藥，必須熟練掌握硝酸甘油片、亞硝酸異戊酯的服用和使用方法，要將藥品放在隨手可取出並使用的位置。其次是在登機前必須保持良好的精神狀態，擁有良好、充足的睡眠，以及輕鬆愉快的心情。再次要注意必須保持大小便通暢，不然您在藍天的「方便」將有可能帶來非常的麻煩與遺憾。可以在醫生的指導下進行降低血液黏度、血脂等防止心肌梗死等危險情況發生的有效措施。在急救藥盒內配備病情和藥品使用卡片不失為良好的選擇。另外，旅行最好能有親友陪同，如果他能熟知您的病情並能給您幫助那是最好的。

在乘機時，最好將病情告知機組人員，請其注意觀察自己，必要時給予幫助。在飛機起飛前，應注意聽空服員講解氧氣面罩的使用和呼叫的方法，注意繫好安全

帶，保持良好的坐姿。在飛機起飛前，可酌情服用一點鎮靜劑。在飛行中應保持輕鬆愉快的心情，即使在飛機遭遇氣流發生顛簸時，也應保持平靜，並做深呼吸。如感覺心前區疼痛不適、心慌、胸悶時，可根據平常的經驗採取含服硝酸甘油片等措施，並請求援助。如疼痛十分劇烈，呈現壓榨性、悶脹性或窒息性疼痛，向周圍放射，出現呼吸困難，甚或有瀕死感，疼痛不為硝酸甘油類藥物所緩解時，則宜請求緊急援助，必要時機組會採取緊急措施。另外，患者尚需注意來自腹部、下頜、頸部或背部的疼痛，以及全身的發熱、惡心、嘔吐和腹脹等症狀，這些症狀常常是心肌梗死的徵兆，注意其特點和規律，如在機上出現這些症狀切不可大意。

二、主要病症病因及處理原理

（一）心肌梗塞病因

管腔內血栓、動脈粥樣硬化，休克、脫水、出血、重體力勞動、情緒過分激動等引起。

1.主要臨床表現

突然發作的胸骨後或心前區劇痛，並向左臂放射，疼痛持續30分鐘以上，大汗淋漓、惡心、嘔吐、腹脹、面色蒼白或發紺、脈搏弱而快、血壓下降、呼吸困難，經休息或舌下含服硝酸甘油片無效，表現為煩躁不安，痛苦面容。

2.一般處理原則

（1）急性心肌梗塞的就地搶救在治療中占重要地位。

（2）讓患者保持絕對安靜，平臥，禁止搬運。

（3）讓患者立即吸氧並吸入亞硝酸異戊酯一支，並給鎮靜藥、止痛藥。

（4）廣播請乘客中的醫師參加搶救工作。並立即通知到達站即時做好急救工

作。

（5）如患者呼吸、心跳停止則應迅速採取心肺復甦術。

（二）心絞痛病因

多見於40歲以上的男性，勞累、情緒激動、飽食、受寒、陰雨天氣、急性循環衰竭為常見的誘因，除冠狀動脈粥樣硬化外，本病還可由於主動脈瓣狹窄可關閉不全、心肌炎、冠狀動脈畸形等引起。

1.主要臨床表現

典型發作的心絞痛，是突然發作的胸骨後有緊悶感和壓榨感，放射至左肩臂，可達無名指、小指，常伴有窒息感。每次歷時約數分鐘（很少超過15分鐘）。疼痛劇烈時，大汗淋漓，臉色青紫，情緒緊張，表現出焦慮面容。

2.急救方法

（1）用現成專用的藥物幫助病人（舌下含服硝酸甘油或麝香保心丸，吸入亞硝酸異戊酯等）。

（2）就地安靜休息、放鬆緊身衣物。

（3）吸氧。

（4）禁食。

（5）在不過熱的情況下保暖。

（6）觀察重要體徵（迅速發現症狀是讓病人獲得生存機會的重要因素，因為心臟病發作可能會導致心臟停止跳動）。

（7）為休克病人急救；可服鎮靜劑如安定、消心痛等。

本章小結

　　本章介紹了多個在以往航空飛行中乘客常見病症的成功處理案例。本章在學習過程中，重點應放在案例的分析、借鑑和總結上。透過本章內容的學習，飛行人員在航空飛行中如果遇到類似的問題，可以參考本案例中的處理方法。對提高飛行人員處理急救問題的能力、豐富經驗，有一定的幫助作用。

國家圖書館出版品預行編目（CIP）資料

航空衛生保健與急救（含大陸航空醫療相關法規）/ 姚紅光、
李程 編 . -- 第一版 . -- 臺北市：崧博出版：崧燁文化發行，
2019.02
　　面；　公分
POD 版
ISBN 978-957-735-693-2(平裝)

1. 航太醫學 2. 衛生學

412.85   108002142

書　　名：航空衛生保健與急救（含大陸航空醫療相關法規）

作　　者：姚紅光、李程 編

發 行 人：黃振庭

出 版 者：崧博出版事業有限公司

發 行 者：崧燁文化事業有限公司

E - m a i l：sonbookservice@gmail.com

粉 絲 頁：📱　　　　網　址：📱

地　　址：台北市中正區重慶南路一段六十一號八樓 815 室

8F.-815, No.61, Sec. 1, Chongqing S. Rd., Zhongzheng

Dist., Taipei City 100, Taiwan (R.O.C.)

電　　話：(02)2370-3310 傳　真：(02) 2370-3210

總 經 銷：紅螞蟻圖書有限公司

地　　址: 台北市內湖區舊宗路二段 121 巷 19 號

電　　話:02-2795-3656 傳真 :02-2795-4100　　網址：📱

印　　刷：京峯彩色印刷有限公司（京峰數位）

定　　價：450 元

發行日期：2019 年 02 月第一版

◎ 本書以 POD 印製發行